脑卒中防治系列丛书

总主编　王陇德

脑卒中血管超声

Stroke and Vascular Ultrasound

主　编　华　扬

副主编　惠品晶　邢英琦

编　委（以姓氏笔画为序）

丁亚芳	王丽娟	孔丽娟	邢英琦
华　扬	刘　曼	刘玉梅	杨　洁
吴春霞	宋彬彬	张　洁	张　艳
张　峰	陈　盈	周福波	孟　璇
钟经馨	贾凌云	韩　珂	惠品晶

人民卫生出版社

·北　京·

图书在版编目（CIP）数据

脑卒中血管超声 / 华扬主编. —北京：人民卫生出版社，2021.12（2024.9 重印）

（脑卒中防治系列丛书）

ISBN 978-7-117-32280-5

Ⅰ.①脑… Ⅱ.①华… Ⅲ.①脑血管疾病 —超声波诊断 Ⅳ.①R743.04

中国版本图书馆 CIP 数据核字（2021）第 210959 号

人卫智网	**www.ipmph.com**	医学教育、学术、考试、健康，购书智慧智能综合服务平台
人卫官网	**www.pmph.com**	人卫官方资讯发布平台

脑卒中防治系列丛书

脑卒中血管超声

Naocuzhong Fangzhi Xilie Congshu

Naocuzhong Xueguan Chaosheng

主　　编：华　扬
出版发行：人民卫生出版社（中继线 010-59780011）
地　　址：北京市朝阳区潘家园南里 19 号
邮　　编：100021
E - mail：pmph @ pmph.com
购书热线：010-59787592　010-59787584　010-65264830
印　　刷：廊坊一二〇六印刷厂
经　　销：新华书店
开　　本：889×1194　1/32　印张：10
字　　数：191 千字
版　　次：2021 年 12 月第 1 版
印　　次：2024 年 9 月第 3 次印刷
标准书号：ISBN 978-7-117-32280-5
定　　价：68.00 元

打击盗版举报电话：010-59787491　E-mail：WQ @ pmph.com
质量问题联系电话：010-59787234　E-mail：zhiliang @ pmph.com

《脑卒中防治系列丛书》

编　委

总主编　王陇德

编写专家委员会（以姓氏笔画为序）

马　林	王　硕	王　强	王拥军	毛　颖
白玉龙	邢英琦	华　扬	刘建民	刘晓丹
许东升	李　强	李明子	杨　莘	杨鹏飞
沈　英	宋为群	张　辉	张永巍	张鸿祺
陆建平	陈　敏	岳　伟	周生来	单春雷
胡昔权	胡瑞萍	施海彬	娄　昕	顾宇翔
徐　运	常　红	崔丽英	康德智	梁建姝
彭　亚	惠品晶	焦力群	曾进胜	游　潮
蒲传强	蔡卫新	樊东升		

出版说明

　　心脑血管疾病等慢性非传染性疾病严重危害民众健康，特别是脑卒中，是我国居民致残、致死的首要原因，给居民家庭和社会带来沉重负担。为应对脑卒中防治的严峻形势，国家卫生健康委于 2009 年启动脑卒中防治工程，组织各级卫生健康行政部门、疾控机构、医疗机构等共同开展脑卒中防治工作，建立了覆盖全国的脑卒中防治体系，为我国心脑血管病防治工作开展了大量有益探索。

　　为推进各级医疗机构脑卒中防治工作的规范化，国家卫生健康委脑卒中防治工程委员会办公室（后简称"办公室"）组织专家充分借鉴国际先进经验，结合我国医疗机构对脑血管病的医疗实践，组织编写了《脑卒中防治系列丛书》，该系列丛书于 2016 年正式出版，得到广大医务工作者的欢迎。2020 年，办公室根据国内外相关指南的更新及临床工作发展需要，再次组织专家对《脑卒中防治系列丛书》进行修订。

　　修订后的丛书有如下特点：

　　1. 丛书分册设置按照脑卒中各相关专业构成和业务能力发展的要求作了调整。本版丛书分为《脑卒中外科治疗》《脑卒中内科治疗》《脑卒中介入治疗》《脑卒中影像学评估》《脑卒中健康管理》《脑卒中血管超声》《脑卒中康复治疗》《脑卒中专科护理》8 本。

2. 丛书内容的学术水平进一步提升。全套丛书均由来自全国大型综合三级甲等医院的知名专家和临床一线的中青年优秀专家直接参与编写工作。

3. 丛书内容的权威性进一步增强。参考文献来源于国内外各相关专业委员会制定的指南、规范、路径和教材。

4. 丛书内容在保持先进性的同时，更侧重于临床适用，利于脑卒中防治规范化培训工作的开展。

丛书除适合于各级医院脑卒中相关临床工作者阅读之外，还适合综合性医院临床型研究生规范化培训使用。希望本套丛书的出版为提高我国脑卒中防治的综合能力、遏制脑血管疾病的高发态势、维护广大人民群众的健康权益做出应有的贡献。

由于编纂时间仓促，丛书中难免有疏漏之处，敬请广大读者不吝赐教，提出宝贵意见。

国家卫生健康委脑卒中防治工程委员会办公室
2020 年 11 月 10 日

防治卒中
健康中国

题赠国家卫生计生委
脑卒中防治工程

陈竺 二〇一五年四月二十八日

前　言

　　脑卒中具有发病率高、致死率高、致残率高、复发率高的特点，是严重危害我国国民健康的重大慢性非传染性疾病之一。自 2005 年以来，脑卒中一直是我国国民第一位疾病死亡原因，也是我国 60 岁以上人群肢体残疾的首要原因。我国每年新发脑卒中患者达 350 余万人，给患者家庭及社会造成了巨大负担。

　　自 2009 年国家启动脑卒中防治工程至今，始终秉承"关口前移、重心下沉，提高素养、宣教先行，学科合作、规范诊治，高危筛查、目标干预"的防治策略开展防治工作。各级卫生健康行政部门认真组织，医疗机构和广大专家学者积极参与，以脑卒中筛查与防治基地医院和卒中中心建设为抓手，在推进区域脑卒中急救体系建设、推行多学科协作、推广脑卒中防治适宜技术、提升脑卒中筛查与干预质量及探索慢性病防治模式等方面取得了一定成效，搭建了全国统一的中国脑血管病数据库，基本建立了涵盖"防、治、管、康"一体化的脑卒中防治工作体系。

　　广大医务人员是脑卒中防治的中坚力量，树立科学的防治理念和具备过硬的技术能力直接关系到脑卒中防治水平的提升。为此，国家卫生健康委脑卒中防治工程委员会于 2016 年组织国内脑卒中防治领域知名专家编写出版了《脑卒中防治系列丛书》。丛书为推动全国脑卒中防治适宜技术规范化培训工作的广泛开展提供了科学权威的指导。

　　近年来，随着全国脑卒中防治工作的持续深入开展，特别是《脑卒中综合防治工作方案》《医院卒中中心建设与管理指导原则（试行）》及《关于进一步加强脑卒中诊疗管理相关工作的通知》等一系列政策文件的相继发布，为我国脑卒中防治工作确定了新标准、提出了新要求。2019 年，国家卫生健康委脑卒中防治工程委员会邀请徐运、蒲传强、崔丽英、康德智、张鸿祺、刘建民、缪中荣、单春雷、宋为群、娄昕、马林、李明子、华扬、蔡卫新、常红等专家，结合国内外医学最新进展，以及全国 400 余家脑卒中筛查与防治基地医院和卒中中心的实践经验，对《脑卒中防治系列丛书》进行修订再版，调整为脑卒中内科治疗、外科治疗、介入治疗、康复治疗、影像学评估、健康管理、血管超声和专科护理共 8 个专业分册，旨在推广科学、规范的工作模式和方法，指导各医疗机构和广大医务人员规范开展脑卒中防治工作，提升全国各地脑卒中诊治"同质化"水平。

　　本次修订再版得到了国内数十位脑卒中防治领域知名专家和学者的积极参与和大力支持。在此我谨代表国家卫生健康委脑卒中防治工程委员会对参与本书编写的各位专家表示衷心的感谢。当然，在丛书付梓之际仍难免存在一些不足，也希望国内脑卒中防治领域的专家和医务工作者们对本书不足之处提出宝贵的意见和建议。希望在我们的共同努力下，将此系列丛书打造为全国脑卒中防治工作的权威用书，指导我国脑卒中防治工作规范、有序的开展。

2020 年 11 月 20 日

目　录

第一篇　脑血管超声

第二篇　颈部动脉超声

第一篇
脑血管超声

脑血管超声通过经颅多普勒超声（transcranial Doppler，TCD）或经颅彩色多普勒超声（transcranial color-coded-sonography/transcranial color-coded Doppler，TCCS/TCCD）来完成。从 20 世纪 80 年代初 Aaslid 在国际上首次报道以来，脑血管超声技术在临床已得到广泛应用。但是，TCD 在临床应用中存在的误区、检查结果的精准性对临床诊疗的影响等问题，一直受到临床的关注。以下章节将对 TCD 在临床的应用及诊断规范化进行介绍。

第一章

脑、颈动脉解剖与侧支循环

脑、颈动脉超声是基于脑、颈动脉解剖学基础上的专业化检查技术，基于临床基本技能、超声专业知识、针对临床相关疾病的基本分析能力与超声检查专业技能相结合的重要理念。脑、颈动脉解剖与侧支循环是脑、颈动脉超声专业人员必须掌握的基础理论。

第一节　脑血管超声与临床

首先通过介绍 1 例脑缺血患者临床与影像诊断后再行脑、颈血管超声联合评估，明确脑缺血病因学与发病机制的过程并分析其理念，说明脑血管超声的临床应用价值。

患者男性，58 岁。因发作性右侧肢体活动不灵、言语不清 2 个月，加重 1 周就诊。既往有高血压病史 10 余年，吸烟、饮酒史 30 余年。神经系统查体无明显异常。磁共振血管成像（magnetic resonance angiography，MRA）检查提示，右侧大脑前动脉狭窄（图 1-1-1A）。磁共振成像（magnetic resonance imaging，MRI）提示多发腔隙性脑梗死（图 1-1-1B、C）。

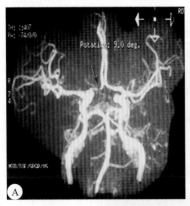 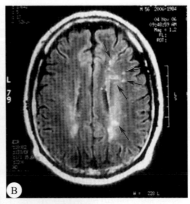

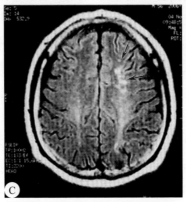

图 1-1-1　头部 MRA 和 MRI 检查
A. MRA 显示右侧大脑前动脉狭窄(箭头);B、C. MRI Flair 可见
左侧半球多发性点、片状高密度信号(箭头)。

　　根据上述临床及影像检查结果,临床并没有明确该患者短暂性脑缺血发作(transient ischemic attack,TIA)的病因及发病机制。通过颈动脉彩色多普勒血流成像(color Doppler flow imaging,CDFI)检查,提示左侧颈总动脉(left common carotid artery,LCCA)闭塞,左侧颈外动脉血流逆向左侧颈内动脉(left internal carotid artery,LICA)供血。该患者再次行颈动脉 MRA 检查,证实 LCCA 闭塞,颈部可见多支粗大的肌支血管代偿。采用 TCD 进行微栓子监测不足 30 分钟,于左侧大脑中动脉(left middle cerebral artery, LMCA)可监测到栓子信号 6 个。根据上述超声资料分析,该患者责任血管明确为 LCCA 闭塞,发病机制为混合机制(动脉 - 动脉栓塞,低灌注 / 栓子清除能力下降)。

本病例说明当患者诊断为缺血性脑卒中后,一定要通过进一步检查明确责任血管病变,借助 TCD 和 CDFI 联合检查,可以明确患者的发病原因、机制及其危险程度。

TCD 或 TCCS/TCCD 可作为脑卒中患者的首选检查方法,它主要的作用包括:全面评价颅内大血管的病变情况,判断狭窄部位及其程度,明确侧支循环的途径;通过微栓子监测实时发现、定位、量化栓子现象;采用发泡试验有助于不明原因脑梗死、心源性右向左分流性相关性病变的诊断;溶栓术中监测可及时发现血管再闭塞;在血管内支架植入术、颈动脉内膜剥脱术、血管搭桥手术、心脏手术等围手术期,对脑栓塞、血栓的形成及脑血流再灌注情况等进行实时监测等。TCD、TCCS/TCCD 具有重要的临床应用价值。

第二节　脑、颈动脉解剖学基础

一、颅内动脉主干

正常人颅内动脉供血分为颈内动脉系统和椎 - 基底动脉系统,脑血流供应即来源于这两大系统。颈内动脉

（internal carotid artery，ICA）和椎动脉（vertebral artery，VA）均从颅底入颅。入颅后的双侧 ICA 血流供应左右侧大脑半球。双侧 VA 汇合成一条基底动脉（basilarartery，BA），主要供应小脑、延髓、脑干、枕叶等后循环相应脑组织的血流。颈内动脉系统的重要终末分支有大脑中动脉（middle cerebral artery，MCA）和大脑前动脉（anterior cerebral artery，ACA）。椎 - 基底动脉系统的重要终末分支是大脑后动脉（posterior cerebral artery，PCA）。图 1-2-1 是脑、颈动脉超声颅内动脉解剖示意图。颈内

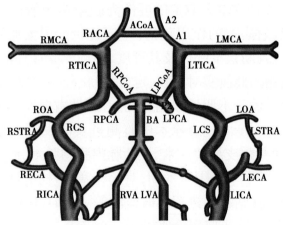

图 1-2-1 颅内动脉解剖模式

LICA：左侧颈内动脉颅外段；RICA：右侧颈内动脉颅外段；LECA：左侧颈外动脉；RECA：右侧颈外动脉；LMCA：左侧大脑中动脉；RMCA：右侧大脑中动脉；RACA：右侧大脑前动脉；A1：大脑前动脉交通前段；A2：大脑前动脉交通后段；ACoA：前交通动脉；LPCoA：左侧后交通动脉；RPCoA：右侧后交通动脉；LPCA：左侧大脑后动脉；RPCA：右侧大脑后动脉；P1：大脑后动脉交通前段；P2：大脑后动脉交通后段；LTICA：左侧颈内动脉终末段；RTICA：右侧颈内动脉终末段；LCS：左侧颈内动脉虹吸弯；RCS：右侧颈内动脉虹吸弯；LOA：左侧眼动脉；ROA：右侧眼动脉；LSTRA：左侧滑车上动脉；RSTRA：右侧滑车上动脉；LVA：左侧椎动脉；RVA：右侧椎动脉；BA：基底动脉。

动脉系统与椎 - 基底动脉系统通常分别称为前循环和后循环,两者之间有很多连接和侧支。本节主要介绍 TCD 或 TCCS/TCCD 对颅内动脉的检查。

二、颈内动脉系统

TCD 或 TCCS/TCCD 对颈内动脉系统的主要分支检查包括眼动脉、大脑前动脉、大脑中动脉。

(一)大脑前动脉

1. 大脑前动脉(ACA)解剖与血供 正常 ACA 起始于 ICA 的内侧并分为左右两支。ACA 贯穿于大脑中线沿胼胝体沟直达胼胝体压部后方,与 PCA 末梢吻合(图 1-2-2A、B)。两侧 ACA 经前交通动脉(anterior communicating artery,ACoA)相吻合,以 ACoA 为解剖标志可将 ACA 分为如下两段。A1 段:从 ACA 起始处到 ACoA 起始处之间,也称 ACA 交通前段,是 TCD 能够探测到的部分;A2 段:ACoA 以远段,也称 ACA 交通后段,TCD 不易探测(图 1-2-2C),采用 TCCS/TCCD 模式,颞窗透声良好的患者可以检测到 A2 段。

ACA 皮质支供应大脑半球内侧面,即顶枕裂之前皮质和胼胝体,在背外侧面达额中回上缘、额上回、中央前回上 1/4、顶上小叶以及眶部内侧面等区域。中央支的供应区为部分额叶眶面皮质、外囊、尾状核和豆状核前部、内囊前肢、内囊膝部和后肢前部分。ACA 狭窄或闭塞性病变导致的肢体运动障碍的特征是下肢重、上肢轻,可以伴有对侧下肢感觉障碍、轻度膀胱及直肠括约肌障碍,表现为排尿困难。

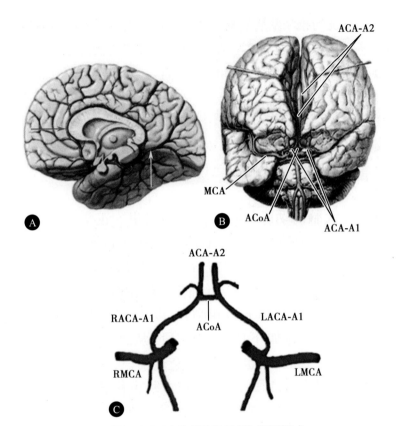

图 1-2-2 大脑前动脉解剖与解剖模式

A. 大脑前动脉解剖,大脑前动脉(蓝色箭头)贯穿大脑中线,沿胼胝体沟直达胼胝体压部后方,与大脑后动脉(黄色箭头)末梢吻合;B. 大脑前动脉解剖;C. 大脑前动脉解剖模式;B、C 两侧大脑前动脉经前交通动脉(ACoA)相吻合,以 ACoA 为界点,将大脑前动脉分为左、右侧大脑前动脉 - 交通前段(LACA-A1/RACA-A1) 和大脑前动脉 - 交通后段(ACA-A2)。LMCA:左侧大脑中动脉;RMCA: 右侧大脑中动脉;LMCA: 左侧大脑中动脉;RACA-A1 : 右侧大脑前动脉 - 交通前段;LACA-A1 : 左侧大脑前动脉 - 交通前段。

2. ACA 的解剖变异 ACA 可存在以下解剖变异：① 两 侧 ACA 之 间 无 ACoA 连 接（图 1-2-3 A1、A2）。② 一侧 ACA A1 缺如（图 1-2-3 B1、B2）。③ 一侧 ACA 发育纤细，双侧不对称（图 1-2-3 C1、C2）。④ 一侧 ICA 发出双侧 ACA（图 1-2-3D1、D2）。⑤ 一支 ACA 分为两支或以上 A2（图 1-2-3E1、E2）。

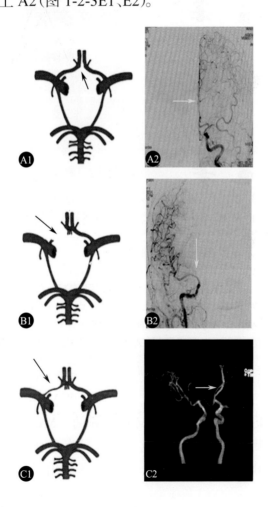

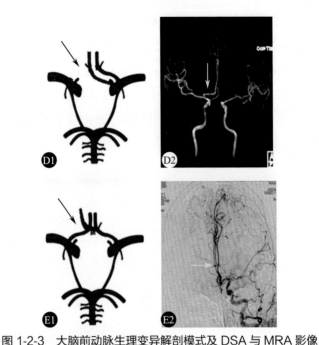

图 1-2-3 大脑前动脉生理变异解剖模式及 DSA 与 MRA 影像

A1~E1. 大脑前动脉(ACA)生理变异解剖模式;A2~E2. DSA 与 MRA 影像。A1. 前交通动脉(ACoA)缺如(箭头);A2. DSA 仅见该侧 ACA 显影,而对侧 ACA 不显影,说明 ACoA 缺如(箭头);B1. 一侧大脑前动脉 - 交通前段(ACA-A1)缺如(箭头);B2. DSA 未见 ACA 显影(箭头);C1. 双侧 ACA 不对称,一侧发育纤细(箭头),一侧较粗;C2. 头部 MRA 显示一侧 ACA 管径较对侧明显粗(箭头);D1. 双侧 ACA 均由一侧 ICA 发出(箭头);D2. 头部 MRA 显示一侧 ICA 发出两侧 ACA(箭头);E1. 右侧 ACA 分为两支,共三支大脑前动脉 - 交通后段(ACA-A2)(箭头),E2. DSA 示三支 ACA-A2(箭头)。

(二) 大脑中动脉

1. 正常大脑中动脉(MCA)解剖 MCA 是 ICA 分支中最粗大的一支动脉,也是较容易发生血液循环障碍的颅内动脉。MCA 从 ICA 接近直角分出后向外侧裂呈水平位走行(图1-2-4A)。MCA的分支包括皮质支和中央支两组。约在前床突水平经大脑外侧裂进入大脑外侧沟,沿途MCA发出许多细小的中央支。中央支主要向基底核及内囊(包括尾状核、豆状核以及内囊上3/5的神经纤维)供血。主干在岛叶的深层,走行与大脑外侧沟裂方向一致,在行程中陆续发出许多皮质支,每个皮质支先行于大脑外侧沟裂深面由内向外走行一段,向上或向下分布到大脑半球外侧面。MCA供血区域分布最广泛,是大脑半球的主要供血动脉。皮质支主要供应背外侧面额中回以下、中央前/后回下3/4及顶下小叶、枕叶月状沟或颞下回上缘部分等。MCA的上干主要供应额叶和顶叶上部,当出现病变导致的脑缺血时患者可出现:①偏瘫,面部、上肢比下肢严重。②偏身感觉障碍。③眼睛凝视病灶侧。④对侧空间感觉缺失,右侧半球疾病更容易出现视觉失认,否认自己有瘫痪和缺损等。⑤左侧优势半球病变会出现失语。MCA下干主要供应颞叶外表面和顶下小叶,发生血供异常时,一般没有感觉和运动异常。这类患者常有视野缺损:偏盲或上象限盲,影响对侧视野。若累及左侧半球,将出现感觉性理解性失语。⑥MCA主干急性闭塞,可以出现重度瘫痪、偏身感觉丧失、偏盲、眼睛向对侧凝视。若出现在左侧半球,会出现完全性失语。病灶出现在右侧,会有重度失认、淡漠。如果半球梗死出现脑水肿会导致中线移位和脑疝。慢性进展性闭塞,因为有充分的侧支循环,症状比急性闭塞相对较轻。

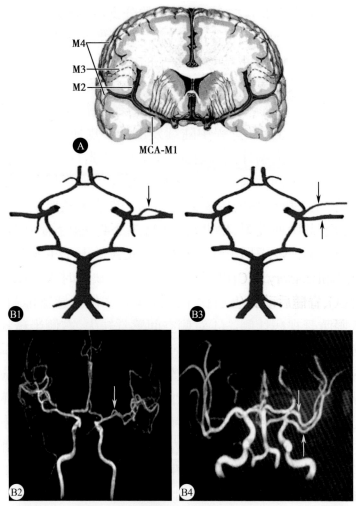

图 1-2-4 大脑中动脉正常解剖模式与生理变异模式及 MRA 影像

A. 大脑中动脉（MCA）正常解剖模式：MCA 的 M1 段从颈内动脉分出向大脑外侧裂走行，MCA 的 M2 段走行在侧裂沟内，MCA 的 M3 段自侧裂顶部向外侧延伸止于侧裂表面，MCA 的 M4 段至 MCA 皮质支；B. MCA 生理变异模式及其对应的 MRA 影像：B1. LMCA 主干出现开窗征（箭头），B2. MRA 影像对应 B1 之开窗征（箭头），B3. LMCA 主干呈双干征（箭头），B4. MRA 影像对应 B3 双干征（箭头）。

2. **MCA 生理变异** MCA 生理变异包括：①开窗型 MCA（图 1-2-4B1、B2）。② MCA 主干在大脑外侧沟裂呈双支（图 1-2-4B3、B4）或三支结构改变。

三、椎 - 基底动脉系统

（一）椎 - 基底动脉

双侧 VA 分别从双侧锁骨下动脉（subclavian artery，SA）发出上行（也有 VA 直接发自无名动脉或主动脉弓）入第 6 颈椎横突孔，向上穿行于第 6 至第 1 颈椎横突孔内，经枕骨大孔进入颅底，至桥脑下缘汇合而成 BA（图 1-2-5）。VA 的分支有小脑后下动脉（posterior inferior cerebellar artery，PICA）、脊髓前动脉（anterior spinal artery，ASA）、脊髓后动脉（posterior spinal artery，PSA）。BA 走行于桥脑沟内，其主要分支包括：小脑上动脉（superior cerebellar artery，SCA）、小脑前下动脉（anterior inferior cerebellar artery，AICA）、脑桥动脉（pontine artery，PA）、迷路动脉（labyrinth artery，LA）。BA 在脑桥上缘（其远端）分支为双侧大脑后动脉（PCA）。

（二）大脑后动脉

1. **正常大脑后动脉（PCA）解剖** 双侧 PCA 由 BA 在脑桥上缘发出。PCA 的供应区域主要为枕叶底面、颞叶内侧面。PCA 闭塞出现的症状有：双眼对侧同向偏盲、失读、失记。有的患者还可以出现对侧肢体感觉障碍，发作性疼痛，舞蹈样手足搐动。

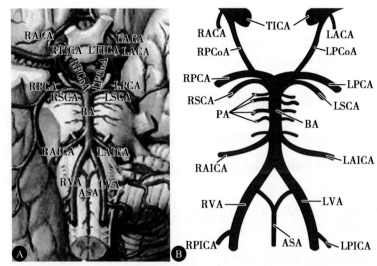

图 1-2-5 椎 - 基底动脉系统解剖图（A）与解剖模式图（B）

A、B. 自上而下显示椎 - 基底动脉系统主要的组成动脉。A. 椎 - 基底动脉系统解剖；B. 椎 - 基底动脉系统解剖模式。

LPCoA：左侧后交通动脉；RPCoA：右侧后交通动脉；LPCA：左侧大脑后动脉；RPCA：右侧大脑后动脉；LSCA：左侧小脑上动脉；RSCA：右侧小脑上动脉；BA：基底动脉；PA：脑桥动脉；LAICA：左侧小脑前下动脉；RAICA：右侧小脑前下动脉；ASA：脊髓前动脉；LVA：左侧椎动脉；RVA：右侧椎动脉；LPICA：左侧小脑后下动脉；RPICA：右侧小脑后下动脉；TICA：颈内动脉终末段；LTICA：左侧颈内动脉终末段；RTICA：右侧颈内动脉终末段；LACA：左侧大脑前动脉；RACA：右侧大脑前动脉。

2. PCA 生理变异 PCA 的生理变异包括：① PCA 发自 ICA，与 BA 无吻合（图 1-2-6 A1、A2）。② PCA 发自 ICA，可有一细小分支与 BA 吻合（图 1-2-6 B1、B2）。③ PCA 出现开窗征（图 1-2-6C1、C2）。④双侧 PCA 管径不对称（图 1-2-6D1、D2）。

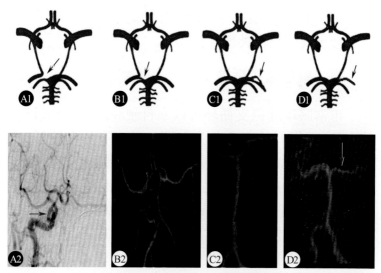

图 1-2-6 PCA 生理变异模式与影像

A1、A2. PCA 发自 ICA（箭头）；B1、B2. PCA 发自 ICA，并有一小支与 BA 吻合，说明 PCA 由 ICA 和 BA 双重供血（箭头）；C1、C2. PCA 起始段开窗（箭头）；D1、D2. 双侧 PCA 发育不对称（箭头），左侧 PCA 发育较细。

第三节 脑、颈动脉侧支循环途径

　　脑、颈动脉侧支循环是指当供血动脉近段出现严重狭窄或闭塞时，血流可以通过其远段的侧支或是新形成的血管吻合通路到达缺血区，使缺血组织得到不同程度的灌注代偿。侧支循环的开放是患者是否发生或何时发生脑卒中的重要影响因素。由于不同的患者侧支循环建立与代偿情况不同，临床出现的症状体征及病变程度存在差异。如果患者建立了良好的侧支循环，可无明显的临床症状，或者症状持续时间较短，如短暂性脑缺血发作（TIA）。但是，如果无良好的侧支血流代偿，患者可能会出现持续性神经功能损伤。

一、侧支循环分级

正常脑动脉侧支循环可以来自硬膜内、硬膜或硬膜外血管，根据开放层次分为三级。①一级侧支循环：主要由 Willis 环血管构成。通过 Willis 环的血流代偿，迅速建立左右半球前循环之间及前、后循环之间的侧支通路。②二级侧支循环：眼动脉、软脑膜以及其他较小的侧支与侧支之间的吻合。③三级侧支循环：通过血管增生或血管自身产生的新生血管建立侧支供血途径，此型侧支通路需要在缺血后一段时间才可以形成。

一般情况下，一级侧支循环代偿起主要作用，如仍不能满足脑血流灌注的需求，二级侧支循环随即开放，三级侧支循环代偿需要新生血管，所以在缺血数天后才能逐渐建立代偿血流通路。

二、侧支循环的开放条件

1. **侧支通路的完整性**　正常血管与狭窄以远端血管之间存在侧支血管通路。

2. **压力差形成**　近段血管狭窄或闭塞导致远端缺血，血流灌注压力降低，狭窄或闭塞以远端血管血流供应明显低于周围血管，存在灌注压力差，促使血液沿着侧支通路由正常灌注压的血管向压力低的病变血管流动。

3. **侧支循环通路位于病变远端**　如果病变是发生在动脉的远端，其近端动脉内的压力不降低，与其周围的动脉之间不存在压力差。那么,病变近端存在的侧支循环是不会开放的,侧支循环通路是建立在病变远端的。

三、侧支循环主要分类

按照侧支循环的主要途径可将其分为颅内侧支、颅外侧支、颅内与颅外之间的侧支以及一些肌支等特殊途径的侧支代偿通路。

(一)Willis 环与侧支循环途径

颅内动脉侧支循环主要包括:Willis 环、延髓动脉环、软脑膜侧支、经硬脑膜侧支、皮质动脉的穿动脉间吻合。

1. **正常 Willis 环** 正常 Willis 的组成包括 ACoA、双侧 ACA 交通前段(A1 段)、ICA 终末段(TICA)、双侧 PCoA、双侧 PCA 交通前段(P1 段)、BA 末端(图 1-3-1A)。

2. **Willis 环变异** 正常人中 Willis 环完整发育者为 20% 左右。Willis 环生理性变异的类型(图 1-3-1B)主要包括:① A1 段发育不良;② A1 段缺如;③ ACoA 发育不良或缺如;④ PCoA 发育不良;⑤ PCoA 缺如;⑥一侧大脑后动脉 P1 段发育不良;⑦一侧大脑后动脉 P1 段缺如(胚胎型 PCA)。

3. **Willis 环血流方向** 正常人颈动脉系统与椎 - 基底动脉系统之间、双侧颈动脉系统之间的压力是平衡的;PCoA 或 ACoA 内无血流通过。因此,正常人双侧大脑半球之间,前后循环之间不存在侧支血流循环通路(图 1-3-2A)。当一侧 ICA 颅外段出现重度狭窄(70%~99%)或闭塞后(相关内容参见第四章第二节),导致双侧颈内动脉系统之间、一侧颈内动脉系统与椎 - 基底动脉系统之间出现血流灌压力的不均衡,导致 Willis 环侧支循环的开放,血流方向出现改变(图 1-3-2B)。

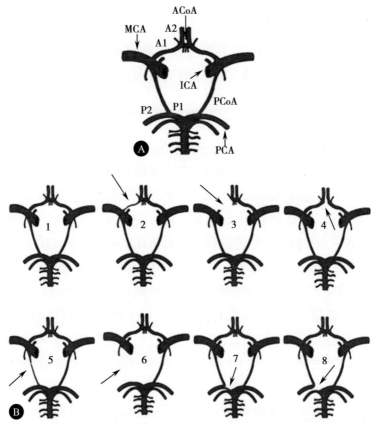

图 1-3-1 正常 Willis 环结构与 Willis 环生理变异模式

A. 正常 Willis 环的组成。由前交通动脉(ACoA)、双侧大脑前动脉(ACA)交通前段(A1 段)、颈内动脉(ICA)终末段、双侧 PCoA(后交通动脉)、双侧大脑后动脉(PCA)交通前段(P1 段)、基底动脉(BA)末端组成。A2 : 大脑前动脉交通后段;P2 : 大脑后动脉交通后段。B. Willis 环变异类型。1 : 正常 Willis 环;2 :A1 段发育不良;3 :A1 段缺如;4 :ACoA 发育不良或缺如;5 :PCoA 发育不良;6 :PCoA 缺如;7 : 一侧大脑后动脉 P1 段发育不良;8 : 一侧大脑后动脉 P1 段缺如(胚胎型 PCA)。

4. Willis 环功能 正常人颅底 Willis 环是脑的一个潜在的侧支循环结构。如果某个大血管出现重度狭窄或闭塞,导致颈内动脉系统之间、颈内动脉系统与椎 - 基底动脉系统之间的压力差,Willis 环的作用是将正常动脉的血流通过 ACoA 或 PCoA 向病变低灌注区供血,以改善 ICA 病变侧半球脑血流灌注(图 1-3-2B 和图 1-3-3)。

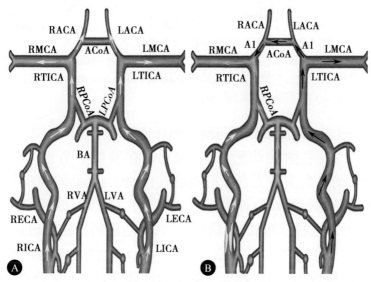

图 1-3-2 Willis 环内血流方向模式

A. 正常颈内动脉及 Willis 环血流方向(黄色箭头);B. 当右侧颈内动脉重度狭窄(管腔内黄色标识)时,通过患侧颈内动脉向颅内灌注的血流明显减低(黄色箭头),由于前交通动脉(ACoA)与后交通动脉(PCoA)侧支循环通路的开放,来自椎 - 基底动脉的血流经右侧后交通动脉(RPCoA)经右侧颈内动脉终末段(RTICA)向患侧 MCA 供血(绿色箭头)。左侧颈内动脉血流代偿,经左侧颈内动脉终末段(LTICA)→健侧[左侧大脑前动脉 - 交通前段(LACA-A1)]→ ACoA →患侧[右侧大脑前动脉 - 交通前段(RACA-A1)],分别向左侧(健侧)大脑中动脉(LMCA)、右侧(患侧)大脑中动脉(RMCA)供血(黑色箭头)。Willis 环内的血流方向改变。

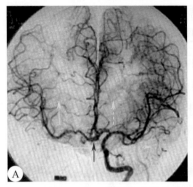
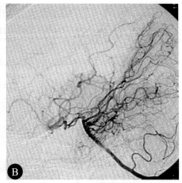

图 1-3-3　右侧颈内动脉颅外段闭塞 DSA 侧支循环影像

A.左侧颈内动脉颅外段造影时,血液通过前交通动脉(ACoA)(红色箭头)向患侧半球供血,双侧大脑中动脉均显影(黄色箭头);B.血液通过后交通动脉(PCoA)向前循环供血(黄色箭头)。

(二)延髓动脉环与侧支循环途径

左、右侧椎动脉(LVA、RVA)在脑桥下方汇合成 BA 前各发出一支脊髓前动脉在中线汇合,共同构成菱形的延髓动脉环(图 1-3-4A、B)。当一侧 VA 颅外段闭塞时,可通过健侧的脊髓前动脉,到达患侧脊髓前动脉,再向患侧 VA 远端供血(图 1-3-4C、D)。当一侧 VA 颅外段慢性闭塞后,若上述侧支循环建立,TCD 或 TCCS/TCCD 能探测到 VA 颅内段血流信号存在。

(三)软脑膜侧支循环途径

1.大脑半球软脑膜侧支循环　双侧大脑半球的 ACA 与 MCA 与 PCA 皮质支的末梢,存在广泛吻合(细小动脉侧支间),正常脑血流灌注状态下是不开放的。当上述 3 支动脉之间存在脑血流灌注压力差时,将导致软脑膜侧支循环的开放(图 1-3-5A),这些软脑膜侧支包

括: ① ACA 与 MCA 间(比较多,5~7 支); ② MCA 与
PCA 间(4~5 支); ③ ACA 与 PCA 间(比较少,1~2 支)。

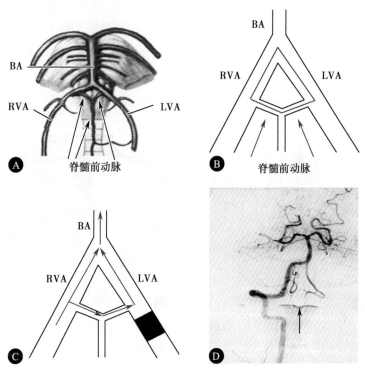

图 1-3-4 延髓动脉环与侧支循环模式与 DSA 影像
A、B. 脊髓前动脉与左椎动脉(LVA)及右椎动脉(RVA)形成的延髓动脉
环(类四边形)解剖结构图及模式图;C. LVA 于脊髓前动脉分支前闭塞,延
髓动脉环与侧支循环途径(箭头)模式图;D. DSA 影像显示 LVA 于脊髓前
动脉分支前闭塞,延髓动脉环侧支通路开放征(箭头)。BA:基底动脉。

　　ACA、MCA 与 PCA 脑血流供应交界区域的毛细血
管吻合网通常呈带状分布,有人称其为"分水岭""边缘
带"。当动脉分支闭塞后,可以通过分水岭的血管吻合网
获得相邻动脉末梢的血液供应,临床症状不明显,但当脑

血流灌注压过低或脑血流量减少时,分水岭区域的脑组织易发生缺血性损害,导致分水岭脑梗死。例如,当一侧MCA在起始段重度狭窄的基础上闭塞,可见同侧ACA、PCA通过软脑膜侧支向MCA病变远段供血(图1-3-5B)。图1-3-6是一例LMCA严重狭窄的软脑膜侧支代偿的DSA影像。LMCA重度狭窄(图1-3-6A)时,LACA、LPCA通过软脑膜侧支向MCA供血(图1-3-6B、C)。

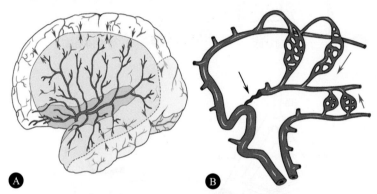

图1-3-5 大脑半球软脑膜侧支代偿模式

A. 显示大脑前动脉与大脑中动脉之间的软脑膜侧支(红色箭头)、大脑中动脉与大脑后动脉之间的软脑膜侧支(绿色箭头)、大脑前动脉与大脑后动脉之间软脑膜侧支(蓝色箭头);B. 一侧大脑中动脉闭塞(黑色箭头),同侧大脑前动脉、大脑后动脉通过软脑膜侧支(蓝色箭头)向大脑中动脉病变以远段供血。

2. 小脑半球软脑膜侧支循环 除上述大脑表面存在软脑膜支外,小脑表面也存在丰富的软脑膜侧支吻合。同侧小脑上动脉(SCA)、小脑前下动脉(AICA)、小脑后下动脉(PICA)分支间存在广泛吻合。当BA近中段闭塞后,椎动脉分支PICA通过侧支与SCA相连,向BA远段供血(图1-3-7A)。

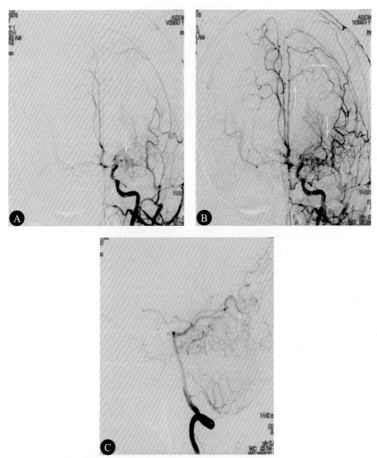

图 1-3-6 大脑中动脉重度狭窄软脑膜侧支代偿 DSA 影像

A. 左侧大脑中动脉重度狭窄（箭头）；B. 动脉显像晚期可见同侧大脑前动脉软脑膜侧支向大脑中动脉狭窄病变远段代偿供血（箭头）；C. 同侧大脑后动脉软脑膜侧支向大脑中动脉远端供血（箭头）。

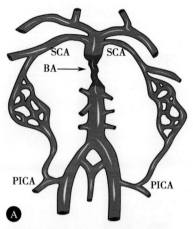

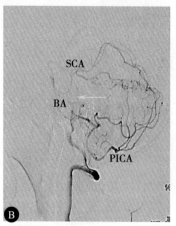

图 1-3-7　椎 - 基底动脉中 - 远段重度狭窄
或慢性闭塞后软脑膜侧支循环

A. 基底动脉（BA）中 - 远段重度狭窄（黑色箭
头），小脑后下动脉（PICA）与小脑上动脉
（SCA）之间形成侧支，向 BA 病变以远段供
血；B. DSA 影像显示，基底动脉（BA）重度狭
窄（黄色箭头），小脑后下动脉（PICA）与小脑
上动脉（SCA）之间形成丰富的软脑膜侧支向
基底动脉（BA）狭窄病变以远段供血。

（四）皮质动脉之穿支动脉侧支循环途径

大脑半球主干动脉之穿支动脉从脑底进入脑实质后供应基底节、内囊、丘脑等部位,其与中央支之间存在大量的吻合。但是吻合支的管径较细,一般不超过150μm,通过这样细小的管径无法形成有效的侧支循环供血途径。

（五）硬脑膜侧支循环途径

颈外动脉(external carotid artery,ECA)的上颌动脉发出脑膜中动脉、硬脑膜动脉,与皮质血管存在吻合(图1-3-8)。一些患者可能同时存在多种侧支循环。

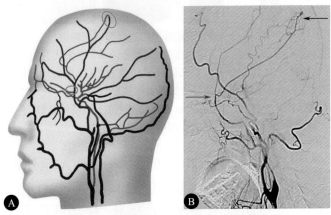

图 1-3-8　脑膜中动脉与皮质血管吻合

A. 解剖模式,脑膜中动脉(绿色圈,深红色线条)与皮质血管(绿色圈,淡红色线条)建立侧支吻合;B. DSA 影像显示 ICA 起始段极重度狭窄,颈外动脉的分支脑膜中动脉(红色箭头)、硬脑膜动脉(黑色箭头)与 MCA 皮质支吻合。

（六）颅外动脉侧支循环途径

1. 双侧锁骨下动脉间侧支循环途径　当一侧 SA

近端(发出 VA 之前)重度狭窄或闭塞时,侧支循环途径(盗血途径)是:健侧 SA → VA → BA →患侧 VA →患侧 SA 病变远段→患侧上肢(图 1-3 9)。

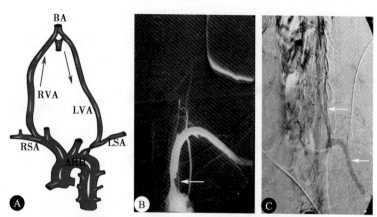

图 1-3-9 锁骨下动脉盗血途径模式与影像

A. 左锁骨下动脉(LSA)起始段重度狭窄(黑色箭头),血流从右锁骨下动脉(RSA)-右椎动脉(RVA)向左椎动脉(LVA)供血(发生盗血)(蓝色箭头);B. DSA 影像显示左锁骨下动脉起始段重度狭窄(白色箭头);C. DSA 影像显示左椎动脉(上方白色箭头)、左锁骨下动脉-左上肢动脉显影(下方白色箭头),即锁骨下动脉完全型盗血。ARH:主动脉弓。

2. 双侧 VA 侧支循环途径 一侧 VA 颅外段 V1 段重度狭窄或慢性闭塞者,其 V2 段可通过:①患侧甲状颈干、颈外动脉的分支-枕动脉、枕动脉的分支与 VA 肌支之间的侧支循环供血通路;②双侧 VA 通过肌支形成侧支供血;③通过双侧 VA 颅内段汇合水平,健侧 VA →患侧 VA →患侧 PICA 形成侧支循环供血通路。

3. 颈总动脉(CCA)病变侧支循环途径 正常人双侧 ECA 分支之间均存在广泛吻合。双侧甲状腺上、下动脉之间,双侧上颌动脉之间,双侧舌动脉、枕动脉之间,ECA 和 SA 的分支之间均存在侧支吻合。①当一侧 CCA 闭塞时,血液可以通过上述吻合支从健侧 ECA 向患侧 ECA 供血,患侧 ECA 血流方向反向,经 CCA 分叉处逆向患侧 ICA 供血。②自 SA 发出的 VA、甲状颈干、肋颈干均可以与同侧或对侧的 ECA 建立侧支循环途径。图 1-3-10 显示 LCCA 闭塞后,DSA 可见 RCCA 通过甲状腺上动脉向左侧 ECA、舌动脉或同侧的 VA 肌支、甲状颈干、肋颈干吻合支向患侧 ECA 供血。

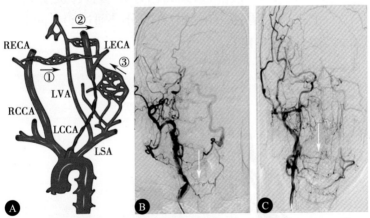

图 1-3-10 颈总动脉闭塞侧支循环代偿途径解剖模式与 DSA 影像

A. 左侧颈总动脉(LCCA)闭塞,右侧颈总动脉(RCCA)正常。图中黑色箭头为侧支循环通路。①右侧颈总动脉(RCCA)→右侧颈外动脉(RECA)→左侧颈外动脉(LECA)途径。②左侧椎动脉(LVA)肌支→LECA 途径。③左侧锁骨下动脉(LSA)经甲状颈干→LECA 途径。B. DSA 影像显示 LCCA 不显影(闭塞),RCCA →左侧甲状腺上动脉(白色箭头)→ LECA 侧支(白色箭头)。C. LVA 肌支→甲状颈干、肋颈干侧支→ LECA 之间形成侧支(白色箭头)。

（七）颅外至颅内动脉侧支循环

颅外动脉至颅内动脉侧支循环的途径主要包括：ECA 至 ICA 的侧支、ECA 至 VA 的侧支、SA 至 VA 的侧支（参阅上文及图 1-3-10）。

1. **ECA 与 ICA 侧支代偿途径**　在 ICA、ECA 侧支循环中，眼动脉（OA）具有重要的作用。OA 发自 ICA 的膝部，向前到达眶支。在眶周、眼眶后方 OA 走行的过程中，ECA 有很多分支（包括上颌动脉、颞浅动脉、脑膜中动脉）与其他侧支吻合。事实上 ECA 至 ICA 侧支并不是只有 OA，还包括 ICA 的鼻背支动脉、筛动脉与 ECA 的眶下动脉在上颌及鼻腔内存在吻合。例如，ICA 发出 OA 之前闭塞时，同侧 ECA 的分支通过 OA 向 ICA 远段供血（图 1-3-11）。

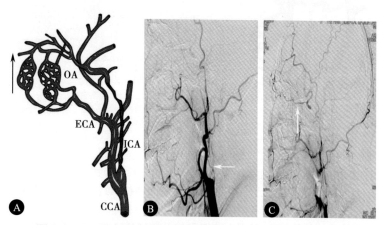

图 1-3-11　颈内动脉闭塞侧支循环途径解剖模式与 DSA 影像
A. 颈内动脉（ICA）起始段闭塞，颈内动脉（ICA）与颈外动脉（ECA）之间通过眼动脉（OA）形成颅内 - 外动脉之间侧支循环途径；B. DSA 影像显示颈内动脉闭塞（白色箭头）；C. DSA 影像显示颈外动脉分支通过眼动脉向颈内动脉颅内段供血（白色箭头）。CCA：颈总动脉。

2. **ECA 与 VA 侧支代偿途径** ECA 的咽升动脉、枕动脉与 VA 的肌支有丰富的吻合支。当一侧 VA 颅外段闭塞后,同侧 ECA 的侧支向 VA 闭塞病变以远段的 VA 供血。

3. **SA 与 VA 侧支代偿途径** SA 发出的甲状颈干、肋颈干等分支与 VA 存在丰富的吻合。当一侧 VA 起始段闭塞,患侧 SA 的分支甲状颈干、肋颈干与 VA 建立侧支循环通路,向 VA 病变远端供血。

(八) 罕见的侧支途径

人类在胚胎早期,有四条重要的动脉干线,它们连于颈动脉系统和椎 - 基底系统之间,出生后这些动脉消失,如果出生后仍然存在,就形成颈动脉 - 基底动脉之间罕见的侧支通路。主要包括永存三叉动脉、永存舌下动脉、永存寰前节间动脉、永存耳后动脉,即"永存动脉干"(图 1-3-12)。

1. **永存三叉动脉**(persistent trigeminal artery,PTA)又称原始三叉动脉,是一种永久性颈内动脉与基底动脉之间的异常吻合血管。PTA 临床上分为两型。Ⅰ型:PTA 自颈内动脉海绵窦段后缘发出,在小脑上动脉分支稍下方与基底动脉吻合。PTA 吻合水平以下的 BA 发育不良。Ⅱ型:PTA 自颈内动脉管口与海绵窦段之间的后外侧壁发出,与 BA 中上段吻合,成为双侧小脑上动脉和大脑后动脉的主要供血动脉,此型 PTA 吻合水平以下的 BA 发育正常。也有文献报道,根据 PTA 与小脑上动脉、小脑前下动脉及小脑后下动脉自上而下的不同吻合分为三型。

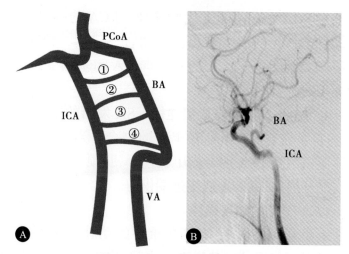

图 1-3-12 罕见侧支循环途径

A. 解剖模式显示颈内动脉(ICA),椎动脉(VA),基底动脉(BA),后交通动脉(PCoA)。①永存三叉动脉;②永存耳后动脉;③永存舌下动脉;④永存寰前节间动脉。B. 永存三叉动脉(箭头)DSA 影像。

2. 永存舌下动脉(persistent hypoglossal artery,PHA)是第二个最常见的颈动脉 - 基底动脉吻合。此型永存的胚胎血管起源于颈内动脉的颅外段,向后内侧弯曲走行并穿过舌下神经管与 BA 吻合,通常后交通动脉缺如。

3. 永存寰前节间动脉(persistent proatlantal interseg-mental artery,PPIA) 1950 年 Lindgren 首先通过 DSA 发现了椎动脉起源于颈内动脉颅外段,并经枕骨大孔入颅。1978 年 Lasjaunias 等将 PIA 分为两型:起源于 ICA 的为 Ⅰ 型,起源于 ECA 的为 Ⅱ 型。

4. 永存耳后动脉(persistent otic artery,POA) 是永存动脉中最少见的原始动脉。

　　本章介绍的有关颅内 - 外动脉、前 - 后循环及其侧支循环通路的内容，是从事脑、颈血管超声专业人员应该熟悉并掌握的基本理论基础，也是诊断工作中经常应用的专业知识。

第二章

脑血管超声检查方法

第一节 脑血管超声检查基本方法

一、检查模式

临床上针对颅内血管病变超声检查的模式分为TCD 与 TCCS/TCCD 两种。

(一) TCD 检查模式

TCD 是单纯的多普勒检查模式,通过颅骨较薄的部位(声窗)实现对脑血管相关功能的评估(图 2-1-1)。①通过检测深度、血流信号的连续性、解剖位置、血流的方向性等对颅底动脉血流动力学相关结构与功能进行评估与鉴别。②通过血流方向变化鉴别颅内、外动脉侧支循环的建立。③通过颈总动脉压迫试验(试验前应确定颈动脉无斑块破裂、溃疡、血栓等风险)对所检查的动脉及侧支循环类型进行鉴别。④通过简单屏气或过度换气试验对脑血管舒缩功能进行初步评价。⑤通过多普勒血流频谱测量来计算血流动力学参数,评估脑血管的基本功能状态。⑥通过脑血流与微栓子的实时监测来

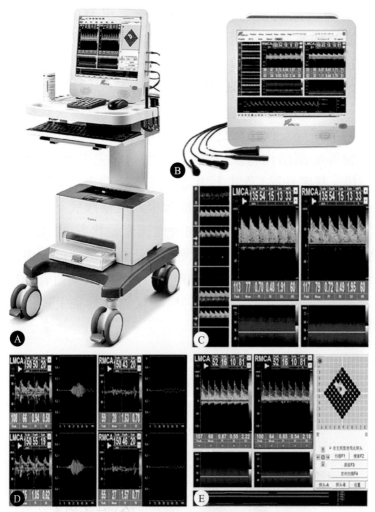

图 2-1-1 TCD 检查模式与功能

A、B. 可移动式与便携式 TCD 仪器,用于常规检查与床边检查。配备脉冲波与连续波多普勒探头、双通道多深度检测与监测探头与头架。键盘与触摸功能键操作模式。C. 双通道、多深度多普勒血流频谱显示模式,兼 "M" 波功能常规检查模式。D. 脑血流、微栓子同步监测功能参数、血流变化曲线一体化显示评估功能。E. 自动脑血流识别及信号搜索模式并兼顾血流变化曲线记录模式等。

评估脑缺血病变与血流灌注及栓塞机制的相关性。⑦通过同步监测末梢动脉、动态血压、脑血流等分析脑血管功能状态等(图 2-1-1)。

(二) TCCS/TCCD 检查模式

TCCS/TCCD 检查:①通过二维灰阶成像模式检查双侧半球(额、顶、颞、枕叶等)、脑实质、脑中线、侧脑室、中脑等解剖结构特征,实现对颅底动脉主干(双侧半球与椎 - 基底动脉)及其Ⅰ、Ⅱ级分支血流动力学的检查评估;②通过彩色多普勒血流成像模式观察颅底动脉主干及其Ⅰ、Ⅱ级分支动脉的走向及血流充盈状态、血流方向性;③通过脉冲波多普勒检测模式测量血流速度等血流动力学参数,实现对脑实质(声窗良好患者)、脑血管结构及血流动力学的检测评估。检测仪器要具备上述所有检测功能(图 2-1-2)。

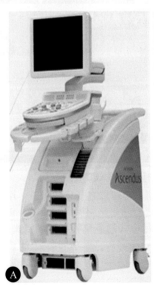
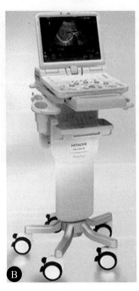

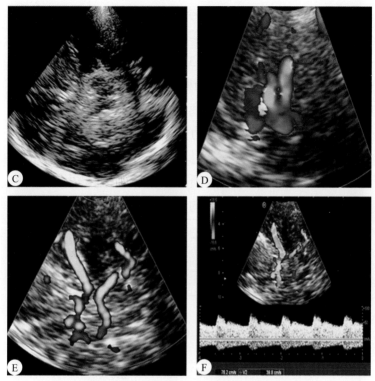

图 2-1-2　TCCS/TCCD 检查仪器与功能

A. TCCS/TCCD 检查仪器；B. 床旁、移动式 TCCS/TCCD 检查仪器；A 与 B 两种仪器均具有检查颅底动脉模式。C. TCCS/TCCD 二维成像。D. 椎 - 基底动脉彩色血流成像。E. Willis 环彩色血流成像。F. 彩色血流模式引导下血流动力学参数（PSV、EDV）的测定。

二、检查探头

1. **TCD 探头**　是单纯多普勒超声探头。根据多普勒信号发射与接收模式是否同时进行，探头功能分类为连续波（continuous wave，CW）多普勒探头和脉冲波（pulse wave，PW）多普勒探头两种。① CW 探头具有双晶片结构特征。多普勒信号发射与接收同步进行,无深度识别功能,缺乏空间分辨率。TCD 仪器配备的 4MHz 探头为连续波探头(图 2-1-3)。② PW 探头为单晶片,发射与接收为不同时段,称为脉冲波重复频率。发射与接收信号的往返存在时间距离相关性,因此,PW 具有距离选用的功能,即深度识别功能。所以,TCD 对颅底动脉的检查通过 PW 模式,选用不同的深度,获得不同的血流动力学参数,客观评估颅底动脉的血流动力学变化,实现对动脉病变评估的目的(图 2-1-3B1~B3)。

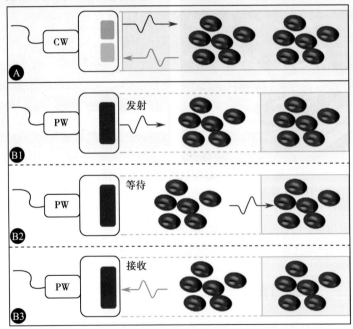

图 2-1-3 脉冲波与连续波多普勒检查模式

A. 连续波(CW)多普勒探头,多普勒信号发射与接收同步,在发射和接收区域内所有信号都将被探测(黄色区域),无深度识别信息;B1~B3. 脉冲波(PW)多普勒探头,发射一个脉冲波信号、接收一个特定深度的脉冲波信号,具有深度识别功能。

TCD 探头包括监护探头、常规检测 2.0MHz 或 1.6MHz 脉冲波多普勒探头,4.0MHz 探头、8.0MHz 与 16.0MHz 连续波多普勒探头。另配监护头架用于脑血流与微栓子的监测及血管调节功能的检测等。TCD 仪器的主要功能包括多普勒频谱、M 波模式以及脑血流与微栓子、血管舒缩反应、自动调节功能等监测曲线显示(见图 2-1-1)。

2. TCCS/TCCD 探头　采用相控阵、纯净波或单晶体超声探头,频率为 1.8~2.0MHz,不同厂家的探头频率存在一定的差异性,关键是探头的穿透性决定颅底动脉的检出率。因此,TCCS/TCCD 探头中心频率为 1.8MHz 的穿透性较强,又不产生热效应,且具备 TCCS/TCCD 后处理功能,增强探头的穿透性与血流成像的清晰度。临床需要穿透性能好、能减少透声不良带来的检查难度、可提高动脉血流成像的清晰度和识别能力的探头。

三、检查方法

(一)声窗与取样容积(取样门)

1. **检测声窗与检测动脉**　由于颅骨对超声波穿透性的限制,无论 TCD 和 / 或 TCCS/TCCD 对颅内动脉或静脉的检查,均需要通过颅骨相对薄的位置 - 声窗,即易于声波穿透的部位。常用的检查声窗包括:颞窗(颞骨鳞部)、枕窗(枕骨大孔)和眼窗[闭合的眼睑上。经眼窗检查,TCD 功率<25%,TCCS/TCCD 机械指数(MI)<0.4。

正常人通过颞窗可以检查到 MCA、ACA、PCA、TICA。通过 CCA 压迫试验评估 ACoA、PCoA 是否存在。通过 TCD 经枕窗可以检查 VA、PICA、BA，联合 TCCS/TCCD 还可以检查到 AICA、清晰显示双侧 VA 的汇合处，VA 或 BA 近段开窗、双侧 VA 生理性不对称等生理变异。通过眼窗，可以检测到眼动脉、颈内动脉海绵窦段、床突上段、膝部等颈内动脉虹吸部血管结构及血流动力学特征。通过 TCCS 观察视神经鞘结构特征及相关病变特征等。

2. **取样容积（取样门）** 是指多普勒在动脉管腔内取样的范围大小。大的取样容积能检测到血流信号的敏感性增加，但特异性相对降低。小的取样容积可增加动脉血流信号检测的特异性，但降低了灵敏度。常规 TCD 检测取样容积为 10~15mm，脑血流与微栓子监测时，取样容积选择小于 6~10mm（若是双深度检测，应注意取样容积小于双深度值差）。TCCS/TCCD 的多普勒取样时在彩色血流成像的引导下，选择取样位置，通常取样容积为 5~7mm，根据检查动脉内径适当调整取样容积的大小。

（二）血流频谱与血流动力学参数

1. **检测深度** 检测深度是血管检测取样位置与探头之间的距离。取样的深度与颅底动脉解剖位置相关，同样与患者头颅大小相关。图 2-1-4 说明了经颞窗检查，不同取样深度检查到的颅底动脉不同。通常在 30~60mm 深度可以检查到朝向探头的血流信号为同侧 MCA，加深深度到 60~70mm，朝向探头方向血流信号为

TICA,在同一深度或稍加深度,且声束向额前方调整获得的背离探头的血流信号,即是同侧 ACA 的 A1 段。若继续加深深度,声束的方向基本不变,探及朝向和背离探头的血流信号,分别是对侧的 ACA(A1 段)和 TICA,在此血流信号的基础上,继续加深检查深度,朝向血流信号消失,单纯以背离方向的血流信号即为对侧 MCA,此为交叉检查方法,即通过一侧颞窗检查双侧半球动脉的血流动力学参数与功能评估或监测。此方法多用于一侧颞窗透声差或不透声者,或颅底动脉解剖走行角度较大者。

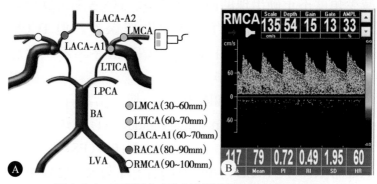

图 2-1-4 正常颅底动脉血流频谱与参数的 TCD 检测

A. 颅底动脉检测深度模式图;B. TCD 血流频谱相关测量参数。以右侧大脑中动脉(RMCA)为例。血流方向红色箭头示血流朝向探头(正向),血流频谱位于零线(基线位)以上。左侧纵向白色刻度标注为血流速度量程(Scale,135cm/s)。动脉检测深度(Depth)54mm。频谱增益(Gain)15。取样容积(Gate)13mm。多普勒发射功率(AMPL)33%。峰值血流速度(Peak)117cm/s。平均血流速度(Mean)79cm/s,根据需要可设置舒张期末血流速度(EDV)。血管搏动指数(PI)0.72;血管阻力指数(RI)0.49;收缩期与舒张期末流速比值(S/D)1.95;心率(HR)60 次/min。

2. 血流频谱 TCD 检查结果分析依据血流频谱所检测的相关参数(见图 2-1-4B),通过血流频谱可以获得相关动脉的血流动力学参数。

(1)血流速度:是指红细胞在血管腔内流动的速度,包括收缩期峰值血流速度(PSV)、舒张期末血流速度(EDV)及平均血流速度。血流速度受声束与血流之间的角度影响较大,通常情况下,TCD 仪器校正角度 ≤30°,在此角度范围检测的血流速度接近实际流速,误差较小。由于 TCD 是单纯频谱显示,不能实时调整血流与声束之间的角度校正,检查中应从多个角度筛查,减少角度不正确出现的假阳性结果。TCCS/TCCD 检查可以直接校正取样角度,减少操作误差。但 TCCS/TCCD 探头的穿透性相对低于 TCD,倡导二者联合应用,以提高检查的准确率。

(2)血管搏动指数和阻力指数:搏动指数(pulsatility index,PI)和阻力指数(resistance index,RI)是评估血管功能状态的重要参数。正常情况下:PI=(PSV–EDV)/Vmean;RI=(PSV–EDV)/PSV。无论 PI 与 RI,设定 PSV 不变的情况下,EDV 下降将导致 PI 与 RI 均升高,但是 PI 随 EDV 的下降敏感性高于 RI。PI 与 RI 均是反映血管顺应性或血管弹性的重要参数,但是,脑血流的恒定灌注与 EDV 密切相关。PI 或 RI 升高时反映脑血管阻力增加、脑灌注下降、脑血流量减低;PI 或 RI 下降则反映血管阻力减低、动静脉短路、脑血流过度灌注等。正常 $0.65 \leqslant PI \leqslant 1.10$,$0.5 \leqslant RI \leqslant 0.65$(公式推导针对颅内动脉,仅供参考)(图 2-1-5)。

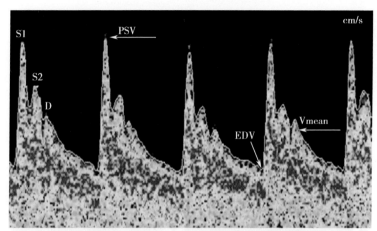

PI=（PSV–EDV）/Vmean   RI=（PSV–EDV）/PSV   Vmean=[（PSV–EDV）/3+EDV]

图 2-1-5　脑血流频谱及其相关测量参数

S1：收缩期最高峰，为峰值血流速度（Peak）检测位点，与左心室收缩期射血功能及动脉外周阻力相关；S2：血流进入主动脉后产生的动脉重搏波；D：心脏舒张期开始，舒张早期波峰。舒张期末血流速度（EDV）为频谱显示的血流最低点的测量位点。Vmean 是平均血流速度，与 PSV 及 EDV 相关（参阅文中计算公式），TCD 或 TCCS 检测仪器自动测量获取。

　　（3）血流方向：反映血管内红细胞的运动方向。通常情况下，将朝向探头的血流信号定义为正向血流，位于基线上方（图 2-1-6A），负向血流频谱位于基线下方。但是，根据检查者需要，可以通过仪器调节频谱方向反转显示，但血流方向仍为负向血流（图 2-1-6B）。通过血流方向评估的目的是，发现颅内动脉血流方向改变与动脉病变及侧支循环开放的相关性。

　　（4）TCD 检测功能检测参数显示：参考图 2-1-4B 标注的内容，TCD 检测显示的相关功能参数包括：血流速度量程（Scale）、动脉检测深度（Depth）、频谱增益（Gain）

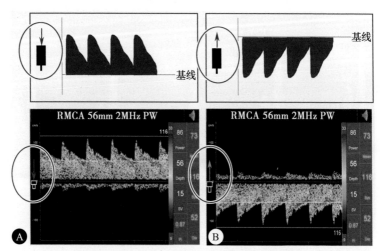

图 2-1-6 TCD 血流方向调整前后的频谱

A. 上图右侧大脑中动脉(RMCA)模式图,下图 MCA 频谱。红色线圈内血流朝向探头方向为正向(红色箭头),位于基线上方。B. 同一幅 MCA 模式图(上图)与频谱(下图)。通过机器调节将 MCA 频谱置于基线下方,血流方向也自动调整,基线上方为负向(红色线圈内标识探头方向从朝向探头(红色)转为背离探头(蓝色)。

调节、多普勒发射功率(AMPL)、取样容积(Gate)大小、峰值血流速度(Peak)、平均血流速度(Mean)、舒张期末血流速度(EDV)、血管搏动指数(PI)、血管阻力指数(RI)、收缩/舒张流速比值 PSV/EDV(S/D)、心率(HR)等。正常脑动脉血流为层流模式,频谱显示 S1 峰、S2 峰与 D 峰,频谱周边色彩深亮(高频高速血流信号),中心区域相对浅淡(低速低频血流信号)(见图 2-1-5、图 2-1-7A),当动脉管腔狭窄时,层流状态消失,出现涡流或湍流血流频谱改变时,血流频谱中心区域出现"混叠"的血流频谱(图2-1-7B)。

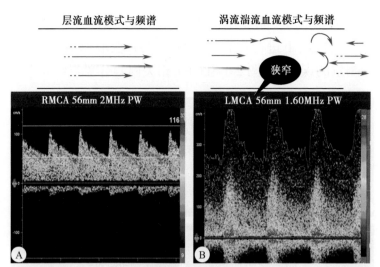

图 2-1-7　层流与涡流、湍流血流频谱特征

A. 层流血流模式与频谱。正常右侧大脑中动脉（RMCA）血流频谱。B. 涡流、湍流血流模式与频谱。左侧大脑中动脉（LMCA）狭窄涡流与湍流混杂的血流频谱（中心带近基线水平高频信号充填）。

（三）M 波模式

1. **TCD M 波模式与 TCCD 的 PDI 模式**　TCD 的 M 波功能模式的基本原理，基于能量多普勒超声（power motion Doppler，PMD）原理，但又不同于彩色多普勒超声的能量多普勒成像（power Doppler imaging，PDI）模式，无动脉实时成像与动态图像。TCD 显示的 PMD 是检查声束所在范围（深度）内的血流信号强度和方向（图 2-1-8A~C），纵坐标为深度（显示检测血管的长度范围），横坐标为时间，朝向探头血流为红色，背离探头血流为蓝色，颜色越亮血流速度越快，颜色越暗血流速度越慢。TCCS/TCCD 的 PDI 是实时动态血流成像。在声窗良好的情况下,能显示清晰的 Willis 环结构,并在血流成像的模式下进行多普勒角度校正后获取血流速度,减少测量的误差等(图 2-1-8D、E),相关内容详见后续章节。

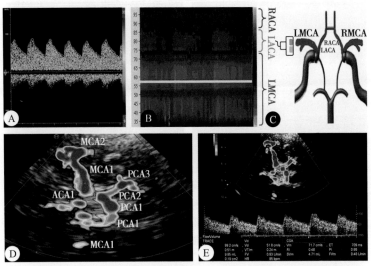

图 2-1-8　TCD 的 PMD 与 TCCD 的 PDI 显示模式比较

A. TCD 频谱模式;B. TCD 的 PMD 模式,纵向观 35~95mm 为检测深度,红色为朝向探头血流,蓝色为背离探头血流;C. TCD 探头位于左侧颞窗,沿 MCA 主干纵深探测至对侧 MCA 的路径模式;D. TCCS/TCCD 经一侧颞窗显示双侧 MCA、ACA、PCA 及完整的 Willis 环结构;E. 在 PDI(上图)引导下,检测 MCA 血流动力学参数达 14 项(下图)。

2. TCD M 波模式临床应用

(1)声窗与血管的识别:基于 TCD 的 M 波模式,显示一定深度范围内血流的信号强度和方向,有助于脑血流监测功能的实施。如图 2-1-8A 为 57mm 深度的多普勒频谱;对应图 2-1-8B 为 M 波模式,黄线所示为目标检测深度位置,M 波显示检测深度范围为 35~95mm 的血流信号,可见 35~73mm 范围内为一条宽带连续性朝向探头的血流信号(红色,MCA),73~88mm 为一条相对窄带性连续背离探头的血流信号(蓝色,ACA),88~98mm深度可见一条连续性低弱的朝向探头血流信号(红色,对侧 ACA)。

(2)M 波模式对血管狭窄的检测:当出现血管狭窄时,随着 TCD 血流速度的升高,在 M 波模式上红色区域中也呈现伴随血流速度增高的、混杂的非连续性高亮带特征(图 2-1-9);随着狭窄程度的增加,M 波模式上高亮带的区域呈连续性融合。通过 M 波模式图可以初步判断血管狭窄的长度。但是,若检测血管走行迂曲者,评估较为困难。

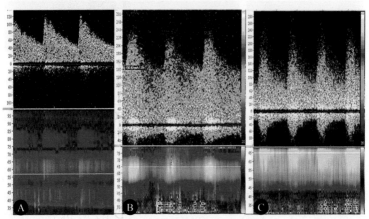

图 2-1-9　血管狭窄的 M 波模式

A. 正常动脉的 TCD 频谱(上图),M 波模式图(下图);B. 血管狭窄的 TCD 频谱(上图)和 M 波模式图(下图);C. 重度狭窄时 TCD 频谱(上图)和 M 波模式图(下图)。M 波呈现高亮带特征。A、B、C 三组图示的左侧数值:上方为速度标尺(cm/s),下方为检测深度标尺(mm)。

（3）锁骨下动脉（SA）盗血 M 波特征：当 SA 重度狭窄或闭塞后，患侧椎动脉发生血流方向的改变，通过 M 波模式，可以清晰展示血流方向的变化特征。正常 VA 为背离探头的蓝色血流信号（图 2-1-10A）。当发生Ⅱ期 SA 盗血时，频谱上表现为收缩期朝向探头，舒张期背离探头，在 M 波模式上表现为红蓝信号相间分布特征（图 2-1-10B）。当发生Ⅲ期 SA 盗血时，M 波模式全程红色血流信号（图 2-1-10C）。

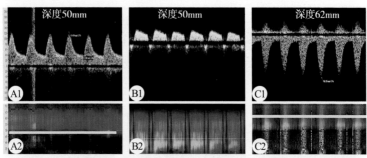

图 2-1-10　SA 盗血时 M 波血流变化特征

A1、A2. 正常椎动脉血流频谱与 M 波模式，血流方向背离探头（蓝色带）；B1、B2. Ⅱ期 SA 盗血 TCD 频谱与 M 波模式，血流方向为双向（红蓝交替型）；C1、C2. Ⅲ期 SA 盗血 TCD 频谱与 M 波模式，血流方向（红色带）与A1、A2 完全反向。

（4）微栓子信号的 M 波模式特征：TCD 可以检测到栓子信号，也是目前唯一可以实时检测栓子信号的临床工具（图 2-1-11），栓子在 TCD 血流频谱图上的表现为高强度信号、单方向、短时程（白色箭头）。栓子在 M 波模式上表现为高强度（颜色明亮）、在不同深度存在时间差（黄色箭头），可见从 50~70mm 深度存在斜行的栓子运行轨迹。

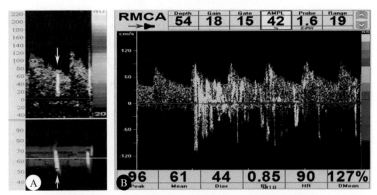

图 2-1-11 TCD 微栓子频谱与 M 波模式显示特征

A. M 波模式微栓子特征（黄色箭头）；B. TCD 频谱显示的微栓子信号特征，在频谱内分布数十个高于背景增益强度的微栓子信号。

第二节　脑血流动力学监测

TCD 脑血流动力学监测是监测血运重建术中脑血流、卧立位脑血流变化、血管自动调节功能状态、判定卵圆孔未闭发泡试验等的重要手段。

一、仪器基本条件设置

实现对脑血流的监测，区分不同血流参数、不同时间点参数变化、脑血流实时变化趋势、不同时间点或时间段内各血流相关参数曲线的变化特征等，判定、分析、总结曲线变化的规律或某些疾病的特异性改变等，首先要解决的是监测模式的设置（图 2-2-1）。

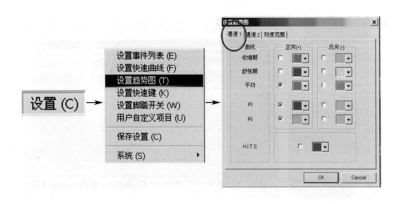

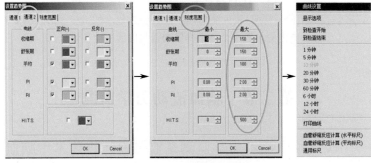

图 2-2-1 监测模式设置

通过监测模式软件的工具栏沿箭头所示分步完成。从设置菜单进入通道 1 设置、通道 2 设置、速度标尺选择,分别设定收缩期末血流速度、舒张期末血流速度、平均血流速度、PI 与 RI 上下限及栓子高限值。

二、监测动脉选择

常规选择双侧 MCA 作为监测动脉。监测前应进行双侧颈内动脉系统及椎 - 基底动脉系统血管结构与血流动力学的常规检查,获取基础脑血流参数值并除外颅外段动脉病变。

三、监测通道选择

根据患者基础检查结果,选择以单通道双深度,或双通道双深度,或双(单)通道多深度监测模式,选择监测头架固定监测探头。选择频率为 1.6MHz 或 2.0MHz 脉冲波多普勒探头。

四、监测曲线设置

开机后,将探头连接主机,打开 TCD 监测工作模式,进行监测曲线的设置。首先,在工具栏中选择"设置"选项,出现对话框,选择设置趋势图,进行相关设置。以双通道监测模式为例,分别设置通道 1、通道 2 的不同参数曲线的颜色(红色、黄色及蓝色等),以能清晰区分各参数曲线为准。根据患者基础血流动力学参数检测值,设置 PSV、EDV、Mean、PI、RI 的界定值范围。根据监测病变与治疗模式的不同,设置微栓子计数上限值(CEA 通常设置为 500,先天性心脏病体外循环模式下修补术设置为 999 等)。根据监测目的对最高流速、监测时间进行设置。如果是卧立位脑血流监测的患者,监测时间设置为 5 分钟即可(图 2-2-2)。

监测过程中,异常血流变化的标注及相关事件的标定,可在监测中随时进行,但应注意适时存储相关监测信息,以减少特发事件引起的数据丢失。

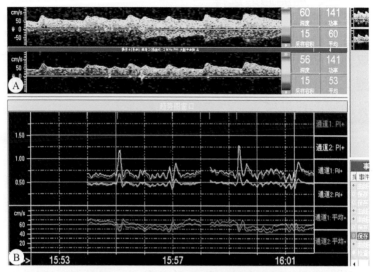

图 2-2-2　TCD 脑血流监测项目设置

A. TCD 双通道监测血流频谱；B. 15 :54~16 :01 自上而下监测曲线显示为，双侧 MCA 的 PI、RI 及平均血流速度。图右侧边（保存）等信息为术中特殊事件存储标识。

第三节　经颅彩色多普勒超声

　　经颅彩色多普勒超声（TCCS/TCCD）采用低频纯净波单晶体探头，通过颅骨声窗（颞窗、枕窗、眼窗或颅骨缺损区域）检测脑实质、脑血流成像及相关血流动力学参数，评估脑血流的通畅性与异常脑血流灌注相关的颅内动脉侧支循环的建立。

一、声窗的选择与检测动脉

（一）颞窗

TCCS/TCCD 对双侧半球动脉检查的标准体位是，以左侧或右侧卧位，分别经左、右侧颞窗检查双侧半球动脉 MCA、ACA、PCA、颈内动脉虹吸部（internal carotid siphone，ICS）的床突上段。

1. **二维超声** 探头置于颞窗垂直于颞骨鳞部皮肤（涂适量耦合剂），声束沿耳屏前缘至眉弓连线呈轴位，向额前、平眉弓、额下部位连续性重复慢速扫查，并且注意以下几方面的问题。①选择探头：以中心频率为最低，功率最大。②根据患者头围大小调节检查显示深度范围：通常以一侧颞窗检查可以观察到对侧弧形颅骨强回声为宜。③清晰显示颅内实质结构的声像特征：第三脑室"双线征""蝴蝶状"或"心型"特征的相对低回声的丘脑与中脑结构（图 2-3-1A），在此成像的基础上，声束向额顶部方向倾斜并连续重复扫查，显示脑中线及"线条"样强回声，即蝶骨翼，相对于 MCA 的蝶骨段，完成颞窗相关的二维超声基本检测成像。

2. **彩色多普勒超声** 在二维超声显像模式显示"双线征""蝴蝶状"或"心型"特征的基础上，采用 CDFI 模式，分别检测 MCA、ACA、TICA 及 PCA 典型的颅底动脉主干血流成像。在颞窗透声良好的情况下，Willis 环解剖位置结构相对标准的人群，在同一切面即可显示基本完整的颅底动脉主干及其分支动脉血流成像(图2-3-1B)。

对于Willis环解剖结构非标准血流成像的受检患者,可通过声束角度调整。以MCA为例,在轴位平面的基础上,声束自受检者额顶、前向位水平缓慢向水平位扫查,动态显示MCA1(主干)及MCA2(图2-3-1C)单支成像,再到MCA2三支及MCA1完整成像(图2-3-1D)。在MCA成像的基础上,声束向下缓慢调整扫查,逐渐出现红色与蓝色交汇的血流成像,即MCA与ACA分支水平段的TICA成像,并可通过频谱多普勒显示模式进一步确定(图2-3-1D)。在此基础上,声束向额顶部稍倾,显示以蓝色为主(背离探头)位于中线水平的动脉血流成像,即为ACA的A1段、A2段(图2-3-1D)。在完成ACA的血流检测后,将声束调整到MCA、TICA血流成像水平,再调整探头检查角度,将声束水平向下缓慢调整扫查,可探及ICA的虹吸部血流影像。

同理,在TICA成像的基础上,声束向同侧枕部倾斜扫查,可以探测到双侧PCA的P1、P2、P3段及其更远段的分支(图2-3-1D,绿色箭头所示)。在TCCS检查P1段为朝向探头为红色;P2段可以朝向或背离探头,多数为朝向探头(红色血流),此处应特别注意。既往相关TCD教材或文献报道P2段血流方向为负向,但TCCS检查结果推翻了既往的理念,在TCCS模式下检测的PCA各段血流方向更准确,因为TCD检查不能观察到真实的动脉走向与血流充盈成像。因此,在TCCS模式下,通过声束角度的调整,可以动态显示P2段、P3段的血流成像,检查中应注意探头声束的调整,尽可能获得相对清晰、实时的主干动脉及其Ⅱ级、Ⅲ级分支特征（图2-3-1D）。

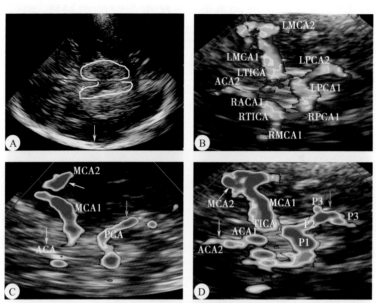

图2-3-1　经颞窗颅底动脉超声检测

A. 二维成像动态显示中脑实质结构（白线区域）及脑中线特征（红线）；B. 彩色血流模式下显示Willis环主干动脉血流成像：左侧大脑中动脉主干及分支M2段（LMCA1、LMCA2）和右侧MCA主干M1段（RMCA1），左右侧大脑前动脉交通前段和交通后段（LACA1、RACA1、ACA2），左右侧大脑后动脉（LPCA1、LPCA2）及颈内动脉末端TICA等颅底主干动脉血流成像及其分支；C. MCA主干及其分支结构（M2段）成像（白色箭头），但是，PCA仅显示主干（绿色箭头），ACA血流成像未显示（黄色箭头）；D. 通过调整探头声束方向使ACA的A1段（ACA1）与A2段（ACA2）（黄色箭头）血流成像清晰、MCA分支结构（MCA2）（白色箭头）及PCA分支结构成像（绿色箭头，P1、P2、P3标注）显示更清晰。

3. 频谱多普勒超声　TCCS与TCD常规检查方法的不同点在于，前者通过可视化彩色多普勒取样、角度的校正等。图 2-3-2 是正常 MCA、ACA、PCA 及 TICA 及 CS 的血流动力学参数的测定。检测过程中由于探头声束的调整与角度的不同,会存在一定的差异性,应注意鉴别。

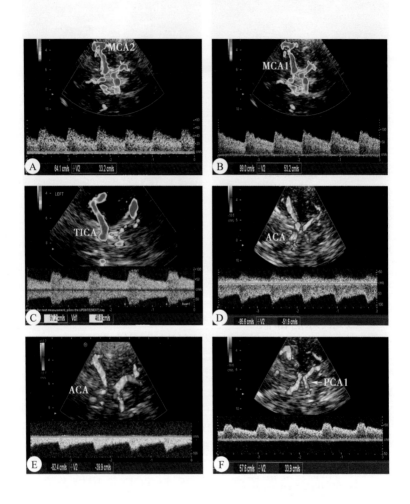

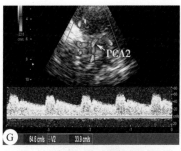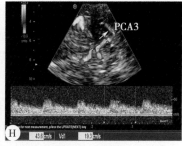

图 2-3-2　经颞窗 TCCS 血流动力学参数的测定

A. 大脑中动脉分支段（MCA2）流速：PSV 64.1cm/s，EDV 33.2cm/s；B. 大脑中动脉主干（MCA1）流速：PSV 99.0cm/s，EDV 53.2cm/s；C. 颈内动脉末端（TICA）双向血流频谱特征，基线上方（正向）为 TICA 流速：PSV 97.2cm/s，EDV 40.8cm/s；D. 在 TICA 检查的基础上，向前额方调整声束方向，使反向大脑前动脉（ACA）血流频谱显示测量 ACA 流速：PSV 95.6cm/s，EDV 51.6cm/s；E. 在上述 D 图检测的基础上，进一步调整探头声束方向，在正向血流频谱完全消失的情况下，获得单纯背离探头的 ACA 流速：PSV 82.4cm/s，EDV 39.9cm/s（此结果较 D 图检测结果相对减低）；F. 大脑后动脉交通前段流速（PCA1）流速：PSV 57.6cm/s，EDV 33.9cm/s；G. 大脑后动脉交通后段流速（PCA2）流速：PSV 64.6cm/s，EDV 33.9cm/s；H. 大脑后动脉分支水平流速（PCA3）：PSV 43.6cm/s，EDV 19.3cm/s。

（二）眼窗

　　眼球、球后部血管及视神经鞘结构的相关解剖是经眼窗检查必须熟悉的基本解剖知识。图 2-3-3A 是眼球及其球后相关的组织解剖结构。经眼窗检查，选择高频线阵探头，将探头机械指数设置<0.4 安全范围，多普勒功率发射<30%。检查时，嘱患者眼睑闭合，探头轻置于闭合的眼睑上，注意探头轻放于眼睑，不能用力，以防造成患者眼部不适。

　　1. **二维超声**　首先，通过二维超声成像可以清晰显示近场圆形无回声区（眼球内晶体）及其眼球后方纵向低回声带——视神经(或称视束),这是经眼窗检查的重要标志。其次,通过视束宽度的测量,评估与颅内压升高相关的静脉回流障碍性病变,如静脉窦血栓、动静脉瘘等。

2. **彩色多普勒超声** 在二维灰阶成像的基础上,增加 CDFI 模式,可以显示视网膜中央动脉、睫状动脉、眼动脉等。脑血管病变的患者经眼窗检查最常用的是观察 OA 的血流方向,正常 OA 血流方向朝向探头(正向)(2-3-3B)。当颅外段颈动脉存在重度狭窄或闭塞性病变时,OA 的血流方向逆转,可以作为判断颈内 - 外动脉侧支循环建立的标志。OA 位置较其他动脉位置深,取样位置在球后壁 1.5~2.0cm,位于视神经旁侧(图 2-3-3B)。视网膜中央动脉与睫状动脉,均由 OA 发出,OA 为朝向探头,正向血流(图 2-3-3C)。

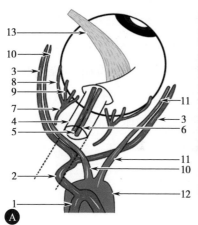

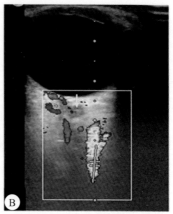

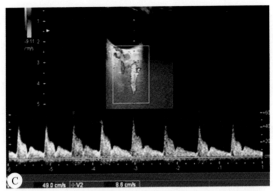

图 2-3-3　眼球及其后方组织解剖模式及超声检查

A. 眼球及球后部血管神经束解剖模式图。1：颈内动脉；2：眼动脉；3：眼动脉分支；4：视神经鞘；5：视网膜中央动脉；6：视网膜中央静脉；7：睫状动脉；8：睫后短动脉；9：睫后长动脉；10：眼上静脉；11：眼下静脉；12：海绵窦；13：上斜肌。B. 采用线阵探头检查眼球后视束（黄色箭头）二维成像及正常眼动脉 CDFI（朝向探头、多普勒取样容积测量位置）。C. 正常 OA 血流频谱，PSV 49cm/s、EDV 8.6cm/s。

3. **频谱多普勒超声**　上文述及，经眼窗探测的主要目标是监测 OA 血流动力学与血流方向及其频谱的变化，当 OA 血流方向逆转，血流频谱呈低阻力性改变者，提示颈动脉重度狭窄或闭塞性病变导致颈内 - 外动脉侧支循环开放。

（三）枕窗

经枕窗探查，是通过枕骨大孔路径，对椎 - 基底动脉系统血流动力学进行检查的重要途径。

1. **二维超声**　患者可俯卧位或坐位（背向检查医师），嘱患者颈部放松，探头置于枕骨大孔，从右向左侧或从左向右侧缓慢移行检测、探头声束方向自上向下缓慢扫查，注意探头位置不宜移动过大。观察到高回声环形并清晰的二维结构特征(相对周边组织),即枕骨大孔与脑干、延髓相关解剖结构等。此二维切面接近双侧 VA、PICA、AICA 及 BA 的解剖位置。

2. **彩色多普勒超声** 在二维超声成像的基础上,启动 CDFI 模式,获得双侧 VA、PICA 及 BA 的彩色血流成像(图 2-3-4A)。若声窗透声较好,可以检查到 AICA。典型的 VA-BA 血流成像特征包括:①双侧 VA 汇合成 BA 所呈现的"Y"字形血流成像特征。②由于正常人中 VA 与 BA 的解剖结构与走向并非"直线",可能呈现向左或向右迂曲走行,通过移动探头并调整声束方向,可以分别或同时显示左右侧椎动脉。CDFI 可以检测到 VA 与 BA 汇合前呈左或右"C"字形血流充盈成像。

值得注意的是,由于 BA 与双侧 VA 的解剖走行并非在同一水平线位置,检查过程中需要不断调整探头入射角度,分别以左 / 右侧枕骨大孔旁动态扫查方式,可以相对容易获得 VA-BA 所呈现的"Y"字形 CDFI。虽然,VA-BA 的 CDFI 检查较前循环动脉相对容易,但是,由于位置较深,特别是 BA 远端(基底动脉尖部)CDFI 相对困难,当可疑 BA 远端病变者,应特别关注 BA 的分支动脉 PCA 的血流成像与血流动力学参数的变化,并经同侧颞窗检查 BA 远端(基底动脉尖)血流成像。对于 VA-BA 的 CDFI 检查,不应单纯调整色彩增益,而应注意彩色血流速度标尺的随时调整,才能获得相对清晰的血流成像。

3. **频谱多普勒超声** TCCS/TCCD 通过 CDFI 成像后,分别检测 VA 及 BA 血流动力学参数。检测中应注意血流速度的测定与取样位置和角度密切相关。通常在CDFI模式下,多普勒取样容积应在"亮带"血流处,即在"层流带"取样才能获得实际血流速度(图 2-3-4B~D)测值。当患者存在重度血管狭窄时,应注意多点取样,以获取最高的血流速度,精准评估血管狭窄程度。另外,取样中对多普勒角度校正的准确性,直接影响血流速度测值的准确性,取样角度应与彩色"血流束"相对平行。

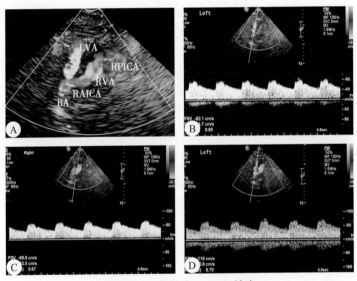

图 2-3-4 经枕窗 TCCD 检查

A. 椎 - 基底动脉 CDFI("Y"字形特征),椎动脉(VA)与基底动脉(BA)血流成像均为"蓝色"(背离探头),小脑后下动脉与小脑前下动脉起始段朝向探头(正向、红色);B. 左侧 VA 血流成像与流速检测:PSV 82.1cm/s、EDV 44.7cm/s、PI 0.65 ;C. 右侧 VA 血流成像与流速检测:PSV 99.8cm/s、EDV 53.5cm/s、PI 0.67 ;D. 基底动脉血流成像与流速检测:PSV 116cm/s、EDV 60.6cm/s、PI 0.70。LVA: 左椎动脉;RVA: 右椎动脉;RPICA: 右侧小脑后下动脉;RAICA: 右侧小脑前下动脉。

二、TCD 与 TCCD 比较

TCD 与 TCCS/TCCD 相比,优势在于仪器小巧,便于床旁操作,价格相对便宜,所需声窗较小。并且 TCD 有监测头架,可以进行床旁或术中的监测,可进行微栓子监测、发泡试验鉴别心源性栓塞、脑血管自动调节功能监测、卧立位血压变化与脑血流调节功能的评估等相关脑血管功能的检查。但是,TCD 常规检查脑血管狭窄、闭塞性病变的诊断更多依赖于操作者的临床、影像知识的综合分析能力。

TCCS/TCCD 的优势在于脑实质二维影像结构显示、颅内血管 CDFI(动脉、静脉)与脑实质及颅骨结构之间的位置关系显示,可在 CDFI 模式下进行多普勒血流速度的测定、取样容积及声束与血流之间的角度调整,对于颅内动脉狭窄、闭塞性病变的定位、动静脉畸形的诊断明显优于 TCD 检查。有研究显示,TCCS/TCCD 对于颅内静脉(大脑中深静脉、基底静脉、大脑大静脉)的检出率达 70%~90%,而 TCD 往往需要借助动脉解剖位置定位,而对于大脑中深静脉的检出率仅为 22%,基底静脉的检出率为 93%。

TCCS/TCCD 基于脑实质结构的定位明显优于 TCD,但颅骨的透声限制仍然是影响 TCCS/TCCD 清晰成像的重要因素,尤其是老年女性患者,经颞窗检查有 10%~20% 的患者颅骨透声差,不能成功显示颅内结构及其血流成像,影响颅内动脉病变的检出率。超声造影剂有助于解决因骨窗穿透不良所导致的颅内血管探查困难,提高检出的成功率。但是,在超声造影模式下对狭窄动脉血流速度的检查,存在高估流速与狭窄程度的问题。TCCS/TCCD检查所需声窗大于TCD,主要是二者探头横截面积的差异。在临床实践中TCD与TCCS/TCCD二者相结合可起到优势互补的作用,可以明显提高颅内血管病变的检出率与诊断的准确率。

第四节 经颅多普勒超声脑血管功能检查

TCD检查过程中可采用颈总动脉(CCA)压迫试验、颞浅动脉及面动脉压迫试验、束臂试验、对光试验、颞浅动脉震颤压迫试验、上肢动脉挤压试验等对相关血管功能及其病变特性进行鉴别。

一、颈总动脉压迫试验

CCA压迫试验是TCD与TCCS/TCCD的检查过程中用于识别检查动脉及侧支循环建立的有效手段,但是需在颈动脉超声检查后确定无动脉粥样硬化性溃疡斑块或"漂浮性"血栓等风险。

(一)CCA压迫位置

CCA压迫试验是TCD与TCCS/TCCD检查过程中鉴别检查动脉及血流动力学变化评估的重要手段之一。

常规CCA压迫的位置在锁骨上方、甲状软骨水平下方(图2-4-1A)、气管外侧与胸锁乳突肌内缘(图2-4-1B)之间,用示指与中指的指腹置于胸锁乳突肌内侧,触及

CCA的搏动后,适当用力将CCA向颈椎横突方向压迫(图2-4-1C)1~2秒(1~2个心动周期),可观察到同侧颈内动脉供血相关动脉(MCA)的流速减低,或血流方向(ACA)的改变,即说明CCA压迫试验成功(图2-4-1D~I)。

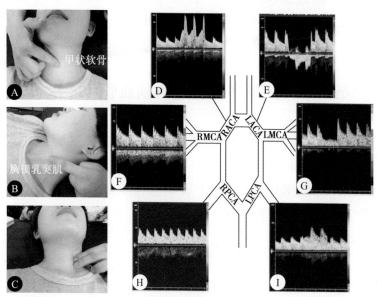

图2-4-1 颈总动脉压迫试验位置与颅内动脉血流频谱变化特征

A. 甲状软骨水平标志指示;B. 气管外侧与胸锁乳突肌内缘标志指示;C. 示指与中指的指腹置于胸锁乳突肌内侧,于锁骨上窝触及CCA的搏动后进行压迫;D、E. 压迫左侧颈总动脉(CCA)时,右侧大脑前动脉(RACA)流速升高(D),左侧大脑前动脉(LACA)血流方向逆转(E),说明前交通动脉(ACoA)功能正常;F、G. 压迫左侧CCA时,右侧大脑中动脉(RMCA)血流无变化(F);左侧大脑中动脉(LMCA)血流明显减低(G);H、I. 压迫左侧CCA时,右侧大脑后动脉(RPCA)血流无变化,左侧大脑后动脉(LPCA)血流升高,说明左侧后交通动脉(PCoA)功能正常。

（二）CCA 压迫试验方法

CCA 压迫试验方法包括静态压迫试验与动态压迫试验两种。静态压迫试验，即压迫一侧 CCA 1~2 秒，观察到同侧 MCA 血流速度明显减低，接近基线水平，解除压迫瞬间，MCA 流速较基础明显升高，经过 2~3 个心动周期，血流恢复到基础水平。动态压迫试验是采用震颤式压迫 CCA，同侧 MCA 血流频谱出现与压迫 CCA 节律一致的震颤性血流频谱特征，放松压迫后血流速度即刻恢复正常。

（三）CCA 压迫试验的目的

1. **识别颅内动脉** 正常情况下，颅内动脉 TICA、MCA、ACA、PCA 于 CCA 压迫试验时产生的血流动力学变化不同。

MCA 是 Willis 环之外的动脉，压迫同侧 CCA 之后，ACoA 和 / 或 PCoA 开放，向 MCA 代偿性供血。因此，静态压迫 CCA 时，通常 MCA 血流相对下降，接近基线水平而不消失（见图 2-4-1G）。TICA 表现为血流信号瞬间消失并出现短暂性低速反向血流频谱；ACA 血流信号完全逆转（见图 2-4-1E）、PCA 表现为无变化（无后交通支）、相对升高（后交通支开放）（见图 2-4-1I）或血流减低（胚胎型 PCA）。此处需要强调，对于胚胎型 PCA 的确定，不能单纯通过 CCA 的压迫试验，应联合 TCCS/TCCD 血流成像进一步验证。

2. **评估颅内侧支循环** 通过 CCA 压迫试验可以评估前、后交通动脉的"存在"与前后交通动脉的"开放"。对于接受颈动脉内膜切除术或介入治疗患者的术前、术中与术后脑血流动力学变化的实时评估具有重要的价值。侧支动脉"存在"的理念是指交通支的解剖结构存在,但无血流通过。侧支循环"开放"是指交通动脉具有血流通过,并且通过交通动脉向缺血侧动脉系统代偿供血。

二、ACA、ACoA 生理变异与 CCA 压迫试验

正常人群中存在 ACA 和 PCA 的生理变异,在生理变异的情况下,CCA 压迫试验所产生的血流动力学变化存在一定的差异。以右侧大脑前动脉(RACA)的 A1 段为例,在不同生理变异的情况下,通过右侧颈总动脉压迫试验,双侧 ACA 血流频谱变化的模式图,说明 ACA 在不同生理变异的情况下,双侧 ACA 出现的不同的变化(图 2-4-2)。

1. **双侧 ACA 发育正常** 正常 Willis 环发育,压迫右侧颈总动脉时,右侧大脑前动脉(RACA)血流频谱方向逆转,左侧大脑前动脉(LACA)血流代偿升高(图 2-4-2A)。

2. **前交通动脉(ACoA)不发育型** 在存在 ACoA 缺如的情况下,压迫右侧颈总动脉时,右侧大脑前动脉(RACA)血流信号消失,左侧 ACA 血流无变化(图 2-4-2B)。

3. **一侧 ACA-A1 缺如** 取样位置右侧 ACA 的 A1 段无血流信号。采用 TCCS/TCCD 检查,可以通过双侧半球中线位置,获得 RACA 远段(A2 段、A3 段)血流信号。压迫 RCCA 时,RACA 远段血流信号无变化;压迫左侧 CCA 时,RACA 远段及 LACA 血流下降或消失。这一血流动力学变化的评估通过 TCCS/TCCD 检查鉴

别比较容易,单纯 TCD 检查是比较困难的。应采用 TCCS/TCCD 与 TCD 联合评估(图 2-4-2C)。

若双侧 ACA 均起源于同一侧颈内动脉系统:标准颞窗检查,右侧 ACA 无血流信号,左侧 ACA 流速正常或相对升高,左侧 ACA 双干型可在 TCCS/TCCD 检查模式下检测鉴别。当 RCCA 压迫时,左侧 ACA 的 A1 段血流信号无明显变化(图 2-4-2E)。

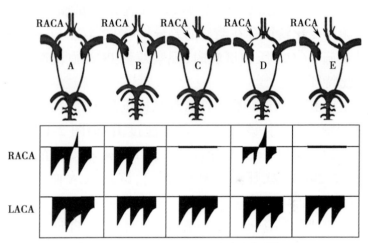

图 2-4-2 ACA、ACoA 不同变异类型与
RCCA 压迫试验血流变化模式

A. 正常 Willis 环。压迫右侧颈总动脉(RCCA)时,右侧大脑前动脉(RACA)血流方向逆转。左侧大脑前动脉(LACA)血流速度升高(ACoA 开放征)。B. 前交通动脉(ACoA)缺如(箭头)时,压迫 RCCA,RACA 血流消失,LACA 血流无变化。C. RACA 缺如(箭头)。标准位置检测不到 RACA 血流。RCCA 压迫后,LACA 血流不升高。D. RACA 纤细 - 发育不良(箭头)。RACA 流速较 LACA 明显减低。压迫 RCCA 时,RACA 血流方向逆转;LACA 血流速度相对升高(ACoA 开放征)。E. RACA-A1 缺如(箭头),左侧 ACA 双干型。RACA-A1 血流检测不到,LACA 流速相对升高。RCCA 压迫时 LACA 血流无变化。

4. 双侧 ACA 发育不对称型 RACA 发育不良，LACA 优势供血型。RACA 血流方向正常，流速明显低于 LACA，当压迫 RCCA 时，RACA 血流方向逆转，瞬间出现反向增高的血流信号；LACA 血流速度代偿性升高（图 2-4-2D）。

三、PCA、PCoA 生理变异与 CCA 压迫试验

PCA 或 PCoA 发育异常时，CCA 压迫试验 TCD 血流频谱变化特征存在明显的差异性（图 2-4-3），以下内容是实施 RCCA 压迫试验时，观察双侧 PCA 血流频谱的变化特征。

1. 正常 Willis 环 Willis 环结构正常（图 2-4-3A1），压迫同侧 CCA 时，该侧 PCA 血流速度升高（图 2-4-3A2）。

2. 一侧 PCoA 不发育 一侧 PCoA 不发育的情况下（图 2-4-3A2），压迫同侧 CCA 时，该侧 PCA 血流信号不变（图 2-4-3B2）。

3. 胚胎型 PCA 一侧 PCA 直接发自同侧 ICA（图 2-4-3C1），压迫同侧 CCA 时，该侧 PCA 血流速度降低，频谱接近基线水平（图 2-4-3C2）。

4. PCA 双重供血 PCA 发自 ICA，并有一小支与 BA 吻合（图 2-4-3D1），压迫同侧 CCA 时，该侧 PCA 血流下降，但未到达基线水平，说明 PCA 供血主要来源于 ICA 系统，另有少量血供来源于后循环（图 2-4-3D2）。

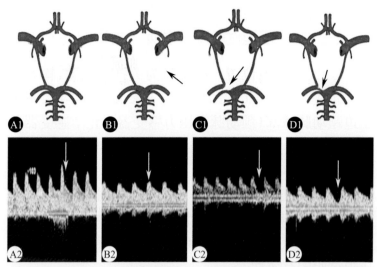

图 2-4-3　PCA、PCoA 生理变异与 CCA 压迫试验时 PCA 的血流变化

A1. 正常 Willis 环；A2. 压迫同侧 CCA 时，该侧 PCA 血流速度升高（黄色箭头）；B1. 左侧 PCoA 不发育（黑色箭头）；B2. 压迫左侧 CCA 时，左侧 PCA 血流信号不变（黄色箭头）；C1. 右侧胚胎型 PCA（黑色箭头）；C2. 压迫右侧 CCA 时，右 PCA 血流速度降低，频谱接近基线水平（黄色箭头）；D1. PCA 双重供血（黑色箭头）；D2. 压迫右侧 CCA 时，该侧 PCA 血流下降，但未到达基线水平（黄色箭头）。

四、CCA 压迫试验的意义

正常情况下，专业医师通过探头角度与检测深度、血流方向及相关的解剖学基础，可以判断颅内动脉的解剖位置与相关血流动力学信息的正常与异常。但是，当被检测患者存在多支血管病变、颅外动脉病变导致颅内动脉血流动力学异常改变时，通过 CCA 压迫试验可以对检测动脉进行诊断鉴别、对侧支循环的建立与否进行准确评估（参见本节前述内容）。

五、CCA 压迫试验注意事项

1. **CCA 压迫位置**　这是最为关键的问题,检查中必须重视。正常 CCA 的压迫位置参阅图 2-4-1C,不可压迫颈动脉球部(颈动脉窦压力感受器与化学感受器所在的部位),避免出现心律与血压的变化,导致患者不适或出现生命体征的变化。

2. **CCA 压迫用力适度**　CCA 压迫时用力适度,用力方向正确(向后外方横突水平),不要向内压迫气管,避免引起患者气道受压,出现咳嗽等不适,直接影响 CCA 压迫试验的有效性。

3. **CCA 静态压迫时间**　压迫持续时间通常为 1~2 秒,观察频谱 1~2 个心动周期即停止。

4. **动脉粥样硬化斑块与支架植入**　对于特殊类型的动脉粥样硬化斑块特别是溃疡性斑块、斑块内出血、斑块表面血栓等,不适宜实施 CCA 压迫试验。此处再次建议采用脑、颈动脉一体化评估的规范检查模式,即先行颈动脉超声检查,再行脑动脉超声检查,必要时实施 CCA 压迫试验,以减少斑块破裂、栓子脱落等风险的发生。

第五节　其他脑动脉功能性试验检查

一、颞浅动脉压迫试验

对于 ICA 颅外段存在重度狭窄或闭塞性病变、ICA

发育不良等导致血管闭塞者,鉴别 ECA 与 ICA、判断 ECA-ICA 侧支是否开放等,可采用颞浅动脉震颤压迫试验进行鉴别。

颞浅动脉压迫试验的方法:右手将 TCD 探头置于检查颈外动脉的位置,首先获得颈外动脉血流频谱,然后,用左手示指与中指震颤式压迫颞浅动脉,这时可以在颈外动脉的频谱上出现随颞浅动脉压迫"节奏"一致的血流频谱,相关内容可参考第九章第二节有关论述。

二、束臂试验

(一)束臂试验原理

将血压维持在超过收缩压水平,同时反复握拳,肢体血流被挤压至近心端,当突然松开止血带时,更多的血流进入肢体远端,盗血现象得到强化。

(二)束臂试验方法

如图 2-5-1 所示:①测量患侧和健侧血压(图 2-5-1A);②测量患侧血压后,将袖带内的压力增加到超过收缩压 20~30mmHg,关闭血压计阀门,维持在该水平,同时嘱患者反复握拳(图 2-5-1B)并持续 2 分钟后(图 2-5-1C),迅速打开阀门或松开止血带(图 2-5-1D);③手持 TCD 探头持续监测动脉血流频谱,放慢扫描速度,在松开止血带的同时观察血流速度和方向的变化,并储存测量结果。

(三)束臂试验对盗血程度的影响

束臂试验评估是确定锁骨下动脉盗血程度的重要方法之一。当 SA 狭窄导致患者椎动脉收缩峰型改变,或收缩期血流方向逆转、舒张期正常,或血流方向完全逆转称之为锁骨下动脉盗血(参见第十一章第四节相关内容)。通过束臂试验可以对盗血程度或类型进行鉴别。图 2-5-1A~D 为完整的束臂试验模式图。

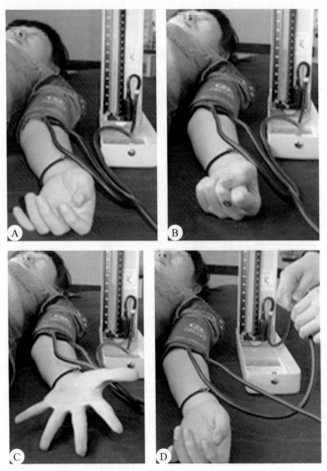

图 2-5-1　束臂试验方法模式

A. 常规血压测量;B、C. 袖带加压,并嘱患者反复握拳、松拳 2 分钟;D. 袖带迅速完全松开。

临床上锁骨下动脉盗血分为Ⅰ期、Ⅱ期、Ⅲ期。不同的盗血类型,患侧上肢束臂试验前后 VA 的 TCD 血流频谱有着不同的特征(图 2-5-2)。

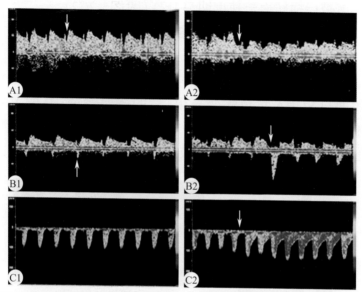

图 2-5-2 不同锁骨下动脉盗血类型在束臂试验前后血流频谱的变化特征

Ⅰ期盗血:患侧 VA 血流频谱(A1)可见收缩期"切迹"(箭头);解除束臂时患侧 VA 血流速度减低,切迹进一步加深(A2)(箭头及其右侧频谱特征)。Ⅱ期盗血:患侧 VA 血流频谱(B1),收缩期血流部分逆转(箭头);解除束臂时患侧 VA 瞬间血流方向改变,收缩期反向伴血流速度明显升高(箭头)(B2),与盗血量增加相关。Ⅲ期盗血:束臂试验前(C1)收缩期患侧 VA 血流方向完全反向,无舒张期血流频谱;束臂解除时,患侧血流速度明显相对升高,出现全周期反向血流频谱(盗血量增加的表现)(C2,箭头及其右侧血流频谱特征)。

1. Ⅰ期盗血 束臂试验时可见患侧 VA 收缩期"切迹"(图 2-5-2A1),减除束臂后,患侧血流速度减慢,切迹加深(图 2-5-2A2)。

2. Ⅱ期盗血 收缩期血流方向逆转(反向)(尖小

波),舒张期方向正常(图 2-5-2B1)。松开束带后收缩期逆转血流速度升高,正向血流速度减慢(图 2-5-2B2)。

3. **Ⅲ期盗血** 血流方向完全逆转(图 2-5-2C1)。松开束带后逆转血流速度明显升高(图 2-5-2C2)。

(四) 束臂试验与盗血途径的评估

锁骨下动脉盗血综合征常见的盗血途径有三条。

1. VA-VA **盗血途径** 图 2-5-3A 是 1 例左侧 SA 闭塞(LSUBA 黄色病变充填)后的盗血途径:右侧 VA(健侧)→左侧 VA(患侧)→左侧(患侧)SA 远端→患侧上肢动脉。当进行患侧上肢束臂加压试验时,无论健侧

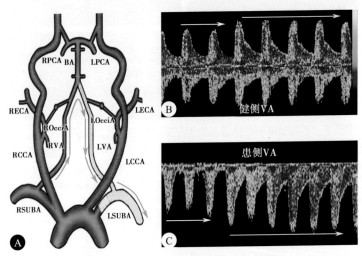

图 2-5-3 VA-VA 盗血途径模式与束臂试验

A. 左侧锁骨下动脉(LSA)闭塞(黄色病变标识),从右侧椎动脉(RVA)到左侧椎动脉(LVA)的盗血途径(绿色箭头连线);B. 束臂试验时,健侧基础 VA 血流与方向(白色箭头区域),解除束臂时健侧 VA 血流速度升高(黄色箭头区域),说明患侧盗血瞬间增加,导致健侧 VA 代偿征;C. 患侧 VA 为单峰逆转频谱,束臂试验时,患侧血流速度明显升高(盗血通路阻断,双侧 VA 间的通路形成,频谱形态为低阻力性并流速相对升高,黄色箭头区域)。

与患侧,VA 的血流速度均相对减低(图 2-5-3B、C 白色箭头区域范围)。因为,当患侧上肢加压(束臂)时,可减少患侧上肢动脉从 SA 的盗血量。反之,当去除束臂加压瞬间,双侧 VA 流速均升高,患侧 VA 盗血量增加,流速升高,健侧因患侧盗血量增加出现代偿性血流速度升高(图 2-5-3B、C 黄色箭头区域)。

2. BA-VA **盗血途径** 当双侧 SA 发生极重度狭窄或闭塞后,可导致双侧或单侧 PCA 逆向 BA 供血,BA 再向 VA 供血。此型盗血途径的建立,关键条件是一侧或双侧 PCoA 开放。图 2-5-4 是 1 例双侧 SA 闭塞导致的 BA 向 VA 逆向供血的解剖模式与血流频谱。

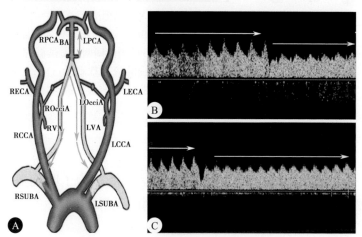

图 2-5-4 BA 逆向 VA 供血的盗血模式

A. 双侧锁骨下动脉(SA)闭塞(黄色病变标识),血流从基底动脉(BA)逆向左、右侧椎动脉(LVA、RVA)供血;B. 基础 BA 血流频谱(白色箭头区域),解除束臂时,BA 血流速度减低(黄色箭头区域);C. 基础 VA 血流频谱(白色箭头区域),解除束臂时 VA 血流速度减低(黄色箭头区域)。患侧上肢解除束臂时无论 BA 与患侧 VA 血流速度均减低(盗血程度加重,黄色箭头区域)。

3. 枕动脉（OcciA）-VA 盗血途径　图 2-5-5 是 1 例枕动脉向 VA 供血形成的盗血途径解剖模式与束臂试验前后血流频谱的变化。

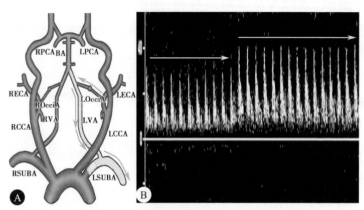

图 2-5-5　枕动脉（OcciA）-VA 盗血模式

A. 左侧锁骨下动脉（LSUBA）闭塞（黄色病变标注），绿色箭头显示左侧颈外动脉（LECA）分支枕动脉（LOcciA）血流向同侧 VA 供血，逆向入左侧锁骨下动脉（LSUBA）的盗血途径；B. 患侧枕动脉（OcciA）血流频谱（白色箭头区域），解除束臂时血流速度升高（黄色箭头区域），盗血增加。

（五）束臂试验注意事项

1. 束臂试验时，束臂的上肢是患侧。为了明确盗血程度和盗血途径，超声监测或检测的动脉不同。

2. 束臂试验时间不宜过长。

3. 止血带松开速度要快。

4. 松开止血带时探头不能移动。

第六节　对光试验与颞浅动脉
震颤压迫试验

一、对光试验

对光试验可帮助鉴别和确认 PCA,尤其是胚胎型 PCA(由 ICA 供血)的鉴别。

PCA 是视觉中枢血液供应的重要来源,光刺激增加了视觉中枢的兴奋性,PCA 供血量增加,流速升高。图 2-6-1 展示了对光试验的操作方法。首先,通过 TCD 获得 PCA 血流信号,在室内光线调暗后(图 2-6-1A),嘱患者眼睑闭合(图 2-6-1B),可观察到 PCA 流速相对减低,然后用诊察类聚光器(如手电光)照射受试者的眼睛,并嘱受试者睁开眼睛(图 2-6-1C),注视光亮,此时观察同侧 PCA 血流逐渐升高。

经左侧颞窗检查,探头方向朝向后下获得 PCA 血流信号,压迫同侧 CCA,血流速度相对升高,证实是 PCA。但是,PCA 由 ICA 供血者,纯 CCA 压迫试验,不能明确检测动脉是 PCA,可通过对光试验并结合探测深度和声束方向,对 PCA 进行鉴别。经对光试验观察到血流速度升高(图 2-6-2),可以确定 PCA 检测的准确性,结合同侧 CCA 压迫血流信号的消失,可以准确判断 PCA 的血供来源于 ICA,即胚胎型 PCA。

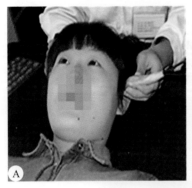
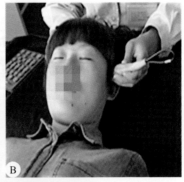
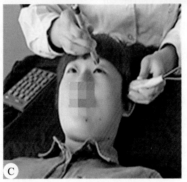

图 2-6-1　对光试验的操作方法

A.受试者双眼正常目视前方;B.受试者双眼闭合;
C.受试者双眼睁开。

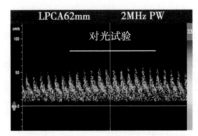

图 2-6-2　TCD 结合对光试验观察 PCA 血流变化

对光试验时 PCA 血流相对升高。

二、颞浅动脉震颤压迫试验

颞浅动脉震颤压迫试验是鉴别颈外动脉的重要手段,具体参见第九章第二节相关内容。

第七节　经颅多普勒超声检查技巧

为了缩短使用 TCD 经颞窗、枕窗的检查时间,可将 TCD 检查功率调至最大,采用较大取样容积;提高获取血流信号的敏感性、缩短寻找血管的时间,特别是老年患者颅骨透声窗较差,更需要缩短整体检查所需的时间,提高检出率。但是,经眼窗或新生儿前囟门途径行 TCD 检查者,应降低探头的输出功率至 ≤20%。

清晰的多普勒血流频谱有助于参数测定的准确性,提高血流信号的检出率,常规检查可通过调节屏幕扫描速度与时间、基线、增益、包络线及速度标尺等来实现。

一、屏幕扫描速度的调整

常规 TCD 检查的扫描速度是 4s/ 幅,可以清晰地显示波形及频谱的细节。特殊情况下可延长扫描时间,以使血流速度变化的趋势显示更明显。例如,识别 PCA 并行对光试验时,为了使 PCA 对光试验前、后血流变化更易于识别,应延长扫描时间为 16s/ 幅或 32s/ 幅,参阅图 2-6-2,目的是观察一定时间内血流频谱的实时变化,并以一屏的模式显示。

二、基线位置的调整

常规 TCD 检查,频谱显示的流速通常分布于中轴线(基线位)。当血流速度升高时,根据实测流速适当调整,无论单向或双向频谱,以完整显示血流频谱为标准(图 2-7-1A)。当流速升高出现频谱折反(信号混叠)现象时(图 2-7-1B),通过调整基线水平,并升高速度标尺,使频谱完整显示在基线的一侧(上方或下方),与血流方向一致(图 2-7-1C)。

三、频谱增益调整

通过调节仪器背景噪声显示,使频谱清晰显示。如果增益过低,血流频谱显示不清晰,频窗、频带显示混杂,高流速血流信号不容易显示清晰。

四、脑血管超声报告

(一) 常规 TCD 报告

常规 TCD 报告应包括如下内容。

(1)患者姓名、性别、年龄及病案号。

(2)检查结果描述:按照前循环或后循环系统,或按照双侧半球及椎 - 基底动脉顺序均可。双侧半球结果描述通常以同名动脉检测的血流速度、血管搏动指数、血流频谱特征、血流声频等对称性表述。

(3)对于中、重度动脉狭窄者应注意描述血流速度的节段性改变特征、远段血流速度及血管搏动指数减低特征;狭窄以远段流速下降伴血管搏动指数下降者为重度狭窄。

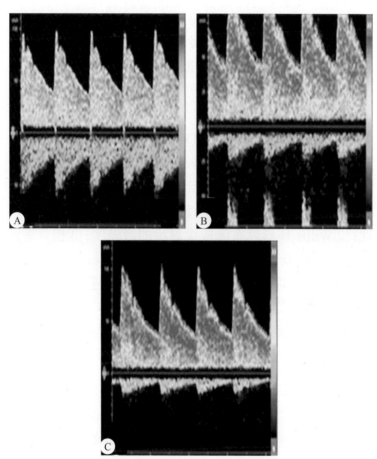

图 2-7-1 频谱基线位置与速度标尺的调节

A. 正常血流频谱分布于基线上下方(双向血流频谱);B. 血流速度升高时,出现收缩期频谱折反现象;C. 通过调整血流速度量程,基线适度下移,频谱完整显示于基线水平上方。

（4）对于颅外段颈动脉（颈总动脉、颈内动脉）重度狭窄或闭塞性病变患者，必须针对 ACoA、PCoA、颈内-外动脉侧支循环的开放进行检查和表述。

（5）诊断结果提示：要遵循定性、定位、定量的理念。定性的依据是对患者临床发病状态的相关症状、体征及相关危险因素，进行综合判断。定位到检查动脉主干或Ⅰ级分支（TCD 检查仅限于 MCA）。定量是指针对病变的程度判定，如右侧大脑中动脉狭窄（M1 段、重度）。

（二）常规 TCCS/TCCD 报告

常规 TCCS/TCCD 报告应包括如下内容。

（1）患者姓名、性别、年龄及病案号。

（2）检查结果描述：①经颞窗检查应说明声窗透声性；②Willis 环彩色血流成像显示的清晰度；③椎-基底动脉系统检查，首先表述双侧 VA 与 BA 彩色血流成像"Y"字形结构特征；④检查动脉结果的描述同上述 TCD 顺序表达；⑤TCCS/TCCD 检查表述 ACoA、PCoA 开放，应注意观察血流的色彩与方向的变化与表述。

（3）诊断结果提示：同上述 TCD 报告。

第三章

颅内动脉狭窄与闭塞

第一节　血流动力学基础与基本检查特征

一、颅内动脉狭窄

(一)血流动力学基础

正常情况下血细胞在血管内沿着与管腔中心平行的方向呈平滑直线运动,血管中轴水平的血细胞流速较快,称为轴流(中心层流),靠近血管壁因血液黏滞性增加,导致血流速度相对减慢,称为周边血流。正常动脉血流呈"抛物线样",即层流血流模式(图 3-1-1A)。当血管出现严重狭窄时,中心带层流被破坏,可能呈现高速紊流伴周边低速涡流混叠的血流模式(图 3-1-1B)。不同的血流模式呈现的血流频谱特征不同。正常层流模式状态下的血流频谱为窄带型,频窗清晰;当血管内径狭窄时可出现频带增宽、流速升高(图 3-1-1C),且频窗消失伴涡流或湍流(图 3-1-1D)。

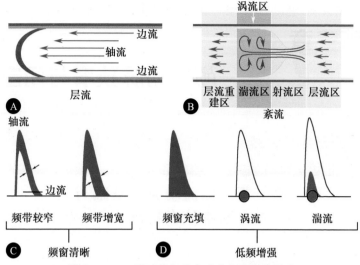

图 3-1-1　正常动脉与狭窄动脉血流变化模式

A. 层流血流模式；B. 涡流与湍流混杂的血流模式；C. 正常层流血流模式，频带较窄，频窗清晰，随着狭窄的出现，频带增宽，频窗减小；D. 血管狭窄血流模式，频带增宽伴频窗充填，低频涡流与高强度湍流信号充填。

　　动脉狭窄的程度不同，产生的血流动力学变化也不同，因此无论是 TCD 还是 TCCS/TCCD 均可以检测到动脉狭窄的直接征象（血流速度的升高）与间接征象（毗邻动脉的血流动力学变化特征）。但是，对于 Willis 环主干动脉的狭窄，TCCS/TCCD 检查可以通过彩色血流成像，直接观察动脉管腔狭窄导致的血流充盈不全特征。

（二）颅内动脉狭窄评估征象

　　1. 直接征象　颅内动脉重度狭窄后伴随血流速度升高的同时，正常层流血流特征消失，收缩期频窗内充填涡流或湍流混杂的频谱特征（图 3-1-2A），血流频谱中出现"条索状"高强音频信号，即"乐性杂音"特征（图 3-1-2B）。当

流速升高导致血流频谱出现"混叠"时应进行人工测量
（图3-1-2A）。TCCS/TCCD检查除上述TCD检测到的特
征外，CDFI显示动脉管腔内节段性血流充盈不全，呈"束
腰征"改变（图3-1-2C），在CDFI模式导引下，可以直接检
查到动脉狭窄段的高流速频谱特征（图3-1-2D）。

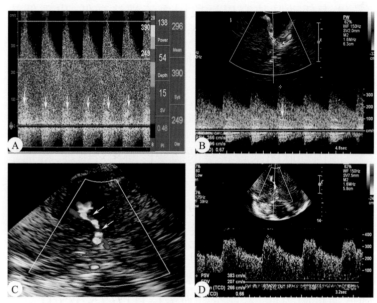

图3-1-2　TCD与TCCS/TCCD颅内动脉狭窄检查比较

A. TCD检查颅内动脉重度狭窄，峰值血流速度（Sys）390cm/s、平均血流速
度（Mean）296cm/s、舒张期末血流速度（Dia）249cm/s、多普勒取样深度
54mm、血管搏动指数（PI）0.48，均为人工测量校正检测结果。图中频谱上
端横向2条"白线"为测量取值。频谱中间白色箭头标识涡流与湍流充填
的频窗；B. TCCS/TCCD检测狭窄段频谱内呈现"条索状"高强音频信号
（白色箭头），声频高尖呈现"乐性杂音"；C. TCCS/TCCD检测重度狭窄动
脉，彩色血流成像显示动脉血流节段性充盈不全，呈"束腰征"（白色箭
头）；D. 采用频谱多普勒于狭窄段检测到峰值血流速度（PSV）383cm/s、舒张
期末血流速度（EDV）207cm/s、平均血流速度（Mean）266cm/s、血管搏动指数
（PI）0.66。

2. **间接征象**　以 MCA 为例,当动脉狭窄程度 ≥70% 时,不仅出现上述血流动力学变化的直接征象,同时可以检查到血管狭窄导致的责任动脉本身及其毗邻动脉的血流动力学变化——间接征象。主要包括:①责任动脉狭窄近段的血流阻力升高,导致低流速高阻力血流改变;②责任动脉狭窄以远段因血流灌注减低,出现低流速低阻力性血流动力学改变,血流频谱特征性变化表现为收缩期达峰时间延迟;③同侧毗邻动脉流速代偿性升高特征。

二、颅内动脉闭塞

颅内动脉闭塞较狭窄的病变诊断相对困难,特别是单纯 TCD 检查评估,存在一定的假阴性率。对于疑是颅内动脉闭塞的患者,同样应结合 TCCS/TCCD 进一步评估,并结合临床相关症状与体征,特别要注意结合其他影像学检查信息综合判断。

1. **直接征象**　病变动脉血流信号未探及,或仅检查到低速低阻力性、不连续性血流信息;TCCS/TCCD 可以显示责任动脉供血区域血流信号呈散在分布,无血流充盈的主干动脉成像特征。病变主干供血区域探及 $PSV<50cm/s$。

2. **间接征象**　以 MCA 为例,当 MCA 慢性闭塞后,病变同侧前循环(ACA)、后循环(PCA)毗邻动脉出现代偿性血流速度升高特征,通过 CDFI 可以检测到脑膜支代偿血流特征。

第二节　大脑中动脉狭窄与闭塞

目前,国际上尚缺乏大样本统一的大脑中动脉(MCA)狭窄程度的 TCD 诊断标准。此节内容向大家介绍国内近年发表的相关研究结果,供大家参考。

一、MCA 狭窄

(一) TCD/TCCD 诊断标准

无论 TCD 和/或 TCCS/TCCD 对 MCA 主干(M1段) 狭窄的程度分类均为:轻度(狭窄<50%)、中度(50%~69% 狭窄) 和重度(70%~99% 狭窄)。笔者推荐首都医科大学宣武医院(2010)以 DSA 为金标准研究的 TCD 检查 MCA 狭窄的诊断标准与吉林大学白求恩第一医院(2014) 的 TCD 评估标准(表 3-2-1, 表 3-2-2)。TCCS/TCCD 检查评估标准以 TCD 为基准。此处推荐MCA 狭窄诊断的 2 项标准,有相同的方面,也有差异性,应用过程中要注意结合患者的临床症状和体征、相关危险因素分析与疾病的病程等综合考虑,不能单纯依据 1项或 2 项指标判定,特别要注意中、重度狭窄的鉴别。

(二) MCA 中、重度狭窄

1. MCA 中度狭窄　MCA 主干血流速度出现节段性升高,但狭窄近段流速可正常或相对减低,狭窄远段流速减低不明显。狭窄段/狭窄远段流速比值<3.0,可出现涡流信号,PI 无明显异常。

表 3-2-1 MCA 狭窄诊断标准[首都医科大学宣武医院(2010)]

狭窄程度	PSV/(cm/s)	Vmean/(cm/s)	PSV1/PSV2
轻度（<50%）	140~<180	90~<120	—
中度(50%~69%)	180~<220	120~<140	2.0~<3.0
重度(70%~99%)	≥220	≥140	≥3.0

注:PSV1/PSV2 为狭窄段与狭窄远段峰值血流速度比值。

表 3-2-2 MCA 狭窄诊断标准[吉林大学白求恩第一医院(2014)]

狭窄程度	PSV/(cm/s)	Vmean/(cm/s)	双侧 PSV 差值 /(cm/s)
轻度 （<50%）	160~<200	100~<120	<70
中度 (50%~69%)	200~<280	120~<180	70~<120
重度 (70%~99%)	≥280	≥180	≥120

2. MCA **重度狭窄** 狭窄段流速显著升高,狭窄以远段血流速度明显减低,狭窄段/狭窄远段 PSV 比值≥3.0,并可检测到湍流血流信号,血流频谱显示频带增宽,内部分布索条状对称性乐性杂音特征。TCCS/TCCD 成像显示,狭窄段动脉血流束纤细,呈"束腰征"(见图 3-1-2C),狭窄近段、狭窄段及狭窄远段的 PI 出现不对称性改变,狭窄以远段 PI 相对减低。同侧毗邻动脉 ACA 与 PCA 血流速度代偿性升高(与健侧比较),但是,长期 MCA 狭窄可能导致同侧 ACA 和/或 PCA 出现代偿后动脉狭窄改变,检查中应注意鉴别(图 3-2-1)。

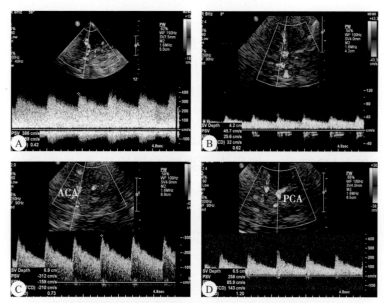

图 3-2-1 大脑中动脉重度狭窄 TCCS 检查

A. 大脑中动脉狭窄段高流速，PSV 386cm/s，EDV 259cm/s，PI 0.42。B. 大脑中动脉狭窄远段流速减低，PSV 45.7cm/s，EDV 25.6cm/s，PI 0.62。狭窄段 / 狭窄远段流速比值 8.4/1。大脑中动脉狭窄远段血流呈明显低灌注改变。C. 患侧大脑前动脉流速代偿性升高并血管狭窄，PSV 312cm/s，EDV 159cm/s，PI 0.73。D. 患侧大脑后动脉流速代偿性升高并狭窄，PSV 258cm/s，EDV 85.9cm/s，PI 1.2。

3. MCA 中、重度狭窄鉴别 对于 MCA 中、重度狭窄的判断应注意以下几个问题。重度狭窄者：①狭窄段、狭窄远段的流速节段性改变，特别是狭窄段 / 狭窄远段流速比值 ≥3.0，并且狭窄远段流速明显减低及峰时延长的特征性改变；②毗邻动脉 ACA 或 PCA 的流速升高。但是，需要除外自身血管病变导致的流速升高。此处建议通过 TCCS/TCCD 成像明确狭窄与非狭窄病变，并结合血流动力学参数进一步明确病变程度，以提高诊断的准确率(图 3-2-1)。

4. MCA 分支水平(M2 段)狭窄　正常 MCA 分支水平(M2 段)血流速度相对低于 M1 段,通常 M2/M1 段 Vmean 比值为 0.97,是评估 M2 段存在狭窄病变的最佳临界值。当 M2 段检测到的血流速度参数接近或高于 M1 段,并伴随血流频谱的改变(如涡流)时,可以判断 MCA-M2 狭窄。如果出现典型的湍流频谱,应明确诊断。此外,特别推荐采用 TCCS/TCCD(具有良好透声窗者),其对 M2 段以远段可以清晰地显示并获得狭窄远段的血流动力学参数,有助于准确评估 MCA-M2 病变。

二、MCA 闭塞

根据 MCA 闭塞病变的时程与临床表现,依据 TCD 与 TCCS/TCCD 的检查评估,可以分类为 MCA 急性闭塞与 MCA 慢性闭塞。

(一) MCA 急性闭塞

MCA 急性闭塞患者临床症状与体征相对严重,多数患者依据 CT、CTA 与 DSA 的诊断可以明确病变类型。TCD 或 TCCS/TCCD 检查在患者颞窗透声良好的情况下,可以进行初步评估,但是多数情况下,第一时间诊断不依赖于超声筛查,且 TCD 超声检查的特异性较低,TCCS/TCCD 检查显示颞窗透声良好者,可以快速评估。MCA 急性闭塞的患者,颅内 Willis 环结构显示清晰,MCA 供血区域检查无血流信号,同侧 ACA 与 PCA 血流信号存在,血流速度相对升高,结合患者的临床表现,一般诊断不难。但是,对于颞窗透声不良的患者,建议行 TCCS/TCCD 与 TCD 联合检查,以减少漏诊或误诊率。

(二) MCA 慢性闭塞

MCA 慢性闭塞通常在 MCA 重度狭窄的基础上发生。多数患者在动脉粥样硬化的基础上发生,与颅外段动脉粥样硬化性病变的形成一致,从内膜的损伤—脂质的沉积—管壁的增厚—血管腔轻度狭窄发展到重度狭窄—极重度狭窄—闭塞的动态演变过程。随着 MCA 狭窄程度的增加,其供血区域血流灌注异常,出现毗邻动脉的代偿性血流动力学改变。

MCA 慢性闭塞的 TCD 或 TCCS/TCCD 检查特征有:①TCCS/TCCD 彩色血流模式检查,MCA 主干供血区域血流分布稀疏,呈"短线状"或"星点状"血流特征(图 3-2-2A);通过减低彩色血流速度量程,在相对提高微细血流敏感性的情况下,仍不能显示 MCA 主干及其分支的连续性血流成像。②PW 于 MCA 供血区域的"短线状"或"星点状"血流信号显示为低速低搏动性血流频谱特征(图 3-2-2B)。③TICA 血流参数检测无明显异常或存在不同程度的狭窄病变(图 3-2-2C)。④MCA 同侧 ACA 和 / 或 PCA 血流速度代偿性升高(图 3-2-2D)。

(三) MCA 慢性闭塞评估注意事项

1. **血流动力学参数联合评估** TCD 检查发现双侧半球 MCA 流速不对称,患侧 MCA 血流速度低于对侧 MCA、同侧 ACA 流速升高 50% 和 / 或同侧 PCA 流速升高 70% 时,就应该高度怀疑患侧 MCA 的慢性闭塞性病变。另外,TCCS/TCCD 检查结果结合头颅 CT 或 MRI 影像(图3-2-3),MCA供血区域存在分水岭性脑梗死或内囊区多个小梗死病灶(MCA侧支循环终末支供血区域低灌注性改变),可以支持MCA慢性闭塞的诊断。

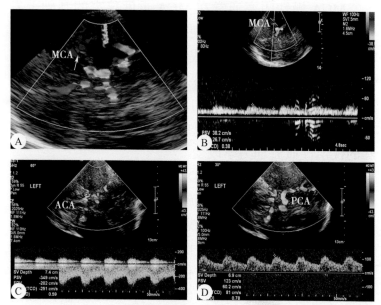

图3-2-2 MCA慢性闭塞性病变TCCS/TCCD检查

A.MCA主干供血区域血流分布稀疏,呈"短线状"或"星点状"血流特征(白色箭头);B.MCA供血区域流速明显减低,伴血管阻力明显下降,PSV 38.2cm/s、EDV 26.7cm/s、PI 0.38,呈低灌注性血流频谱特征;C.同侧ACA流速代偿性升高并狭窄(涡流),PSV 349cm/s、EDV 202cm/s、PI 0.59;D.同侧PCA流速代偿性升高,PSV 123cm/s、EDV 60.2cm/s、PI 0.78。

2. 患侧流速减低的原因分析 TCD检测角度不能可视性检测时,可能导致血流速度减低的假阳性结果,但是检测过程中对于临床(反复发生过TIA)及相关影像结果(多次检查、多发性腔隙性脑梗死)问诊与分析,有助于MCA慢性闭塞性病变的诊断。

3. TCD 连续性深度变换检测　通过连续性深度变化探测,MCA 血流信号不连续,PSV 低于 50cm/s,说明 MCA 主干不连续,是慢性闭塞的重要指征(见图 3-2-2)。

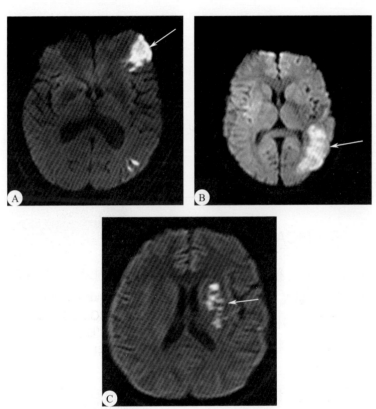

图 3-2-3　不同分水岭梗死的 MRI

A.前分水岭脑梗死;B.后分水岭脑梗死;C.内分水岭脑梗死。

(四) MCA 慢性闭塞鉴别诊断

MCA 慢性闭塞性病变要与 ICA 远段(OA 分支以远段)闭塞性病变相鉴别(表 3-2-3)。

表 3-2-3　MCA 慢性进展性闭塞与 TICA 严重狭窄或闭塞的鉴别

	MCA 慢性进展性闭塞	TICA 严重狭窄或闭塞
颈内动脉颅外段	正常或狭窄频谱	低流速高阻力频谱
眼动脉	正常	正常
虹吸部	正常	低流速高阻力
同侧 ACA	速度增快(多见)或正常	反向或低流速低搏动
对侧 ACA	正常(多见)或轻度增快	增高或正常
同侧 PCA	速度增快(多见)或正常	增高或正常
同侧 CCA 压迫试验	降低	不变或减低
对侧 CCA 压迫试验	不变	不变或减低(前交通开放)

三、MCA 狭窄闭塞与临床

1. **MCA 狭窄或闭塞临床表现**　颅内动脉狭窄时,可以引起 TIA 及脑梗死等脑缺血症状,也可以由于血管代偿性扩张引起头痛,但有的患者也可能完全没有症状,正因为症状的复杂多变,TCD 或 TCCS/TCCD 检查尤为重要。

MCA 主干急性完全性闭塞,可以出现对侧肢体重度瘫痪、偏身感觉丧失、偏盲、眼睛向对侧凝视麻痹。若出现在左侧半球,会出现完全性失语。病灶出现在右侧半球,会有重度失认、淡漠。如果梗死病变的大脑半球出现脑水肿,将导致脑中线移位和脑疝的发生。如果是慢性进展性闭塞,由于有侧支循环建立与代偿,患者临床症状相对减轻,可以出现 TIA、头痛,有些患者可能无临床典型症状与体征。

2. **MCA 狭窄病变预后的 TCD 评估** 根据国内相关研究,TCD 对 MCA 狭窄患者的动态评估显示患者的预后分类如下。①好转:复查 TCD 显示 MCA 血流速度恢复正常或较前改善,峰值血流速度较前下降 ≥ 30cm/s;②稳定:复查后峰值血流速度变化 ≤ 30cm/s;③进展(或闭塞):复查表明 MCA 狭窄程度加重,狭窄处流速较前增快,峰值血流速度较前次检查增加 > 30cm/s 或出现前文介绍的 MCA 闭塞的血流动力学特征,提示病变发展至闭塞。因此,发现 MCA 狭窄的患者,应告知其系统性脑血管病变危险因素的治疗与定期复检,以减缓病变进程,减少缺血性脑卒中的发生风险。

第三节 椎 - 基底动脉狭窄与闭塞

颅内段椎动脉狭窄或闭塞性病变是引发后循环缺血性脑血管病的重要原因,其致残率、致死率远高于前循环动脉狭窄与闭塞性病变。由于 VA 行程长、变异多,以枕骨大孔为界,VA 分为颅内段和颅外段两大部分(参见第一章第二节相关内容)。建议将颅内、外段 VA 联合检查,以提高 VA、BA 狭窄闭塞性病变的定位、定性与定量的评估准确性。

一、椎动脉狭窄与闭塞

(一)椎动脉狭窄

1. **诊断标准** 椎动脉颅内段狭窄的诊断标准,与

MCA 存在同样的问题,国际上缺乏统一的评估标准,表 3-3-1 为笔者推荐的首都医科大学宣武医院采用 TCD 与 TCCS/TCCD 联合检查作为椎动脉颅内段狭窄的评估标准,以供参考。

表 3-3-1 TCD 联合 TCCS/TCCD 椎动脉颅内段狭窄
诊断标准 [首都医科大学宣武医院(2015)]

狭窄程度	峰值血流速度 /(cm/s)	平均血流速度 /(cm/s)
轻度(<50%)	110~<145	65~<85
中度(50%~69%)	145~<190	85~<115
重度(70%~99%)	≥190	≥115

2. 椎动脉狭窄超声检查特征 基于椎动脉位置与解剖结构特征,单纯 TCD 检查评估 VA 狭窄或闭塞性病变,存在病变侧鉴别的准确性问题。如果临床可疑颅内段椎动脉狭窄或闭塞性病变的患者,建议采用 TCD 与 TCCS/TCCD 联合检查模式,TCD 频谱多普勒检查结果与 TCCS/TCCD 检测结果不应存在明显的差异。下述内容以椎动脉重度狭窄超声检查特征为例进行介绍。

(1)彩色多普勒成像:采用 TCCS/TCCD 检测到一侧或双侧椎动脉颅内段狭窄时,病变血管腔内血流充盈不全,出现"束腰征"改变,狭窄段及狭窄即后段出现紊乱的"五彩"相间血流成像,狭窄远段的血流色彩亮度明显减低,血流充盈成像节段性改变特征是评估 VA 重度狭窄的重要依据(图 3-3-1A)。

(2)多普勒频谱检查:一侧 VA 重度狭窄,一侧 VA

代偿良好的患者,对 VA 以远段 BA、PCA 的血流灌注影响不大。若存在双侧 VA 重度狭窄或一侧 VA 重度狭窄合并另一侧 VA 代偿不良(生理性纤细者)或闭塞者,将直接影响 BA 与 PCA 的血流灌注,继发血流速度与血管阻力指数(或血管搏动指数)低于正常,检查中更应注意前、后循环之间的交通支是否开放,开放者的交通支血流由前循环向后循环供血,说明双侧椎动脉存在重度狭窄或一侧重度狭窄、一侧闭塞性病变。对于此类患者,要注意与 VA 颅外段联合检查,可以提高对侧 VA 颅内段病变类型与程度的评估准确性。

3. 椎动脉狭窄鉴别诊断

(1)非狭窄性血流速度升高:前循环动脉病变(如颅外段颈内动脉狭窄或闭塞)导致后交通动脉侧支开放后,继发椎动脉代偿性血流速度升高并非椎动脉狭窄。因此,当同一患者存在颈动脉狭窄(≥70%)或闭塞时,应注意后交通动脉侧支循环开放导致的 VA 血流速度升高,避免误诊为椎动脉狭窄。

(2)单侧或双侧椎动脉狭窄:单纯 TCD 检查时,若血管走行迂曲,探测角度过大,缺乏检测经验的医师容易将一侧椎动脉狭窄病变误诊为双侧病变。因此,联合 TCCS/TCCD 检测模式可提高病变部位与 VA 狭窄病变的侧别检出率,减少误诊或漏诊率。

(3)生理性发育不对称:一侧椎动脉管径粗大,一侧管径纤细,入颅后血流量减少或流速缓慢。如果检查仪器调节不当,将导致发育纤细的一侧 VA 管腔内无血流充盈,误诊为血管闭塞,应注意鉴别。

(4)椎动脉远段闭锁：由于一侧椎动脉发育不良，在发出小脑后下动脉后血流信号消失，临床判断为生理性闭锁，而非闭塞性病变。

(5)椎动静脉畸形或动静脉瘘：动静脉畸形或动静脉瘘的供血动脉具有血流速度增快的特征，PI明显减低是其与单纯血管狭窄相鉴别的重要指征。

(二)椎动脉闭塞

临床对于后循环缺血疑似 VA 闭塞的患者，应首先进行颈动脉超声筛查，以确定 VA 闭塞病变的定位。并且，随着血管超声技术的发展，建议对于 VA 闭塞性病变采用颅外段与颅内段 VA 同步筛查模式，根据颈部血管超声与 TCCS/TCCD 联合检查确定椎动脉闭塞的解剖定位。此处我们基于 VA 的解剖定位，将 VA 闭塞分类为全程闭塞、小脑后下动脉分支前闭塞、小脑后下动脉分支后闭塞三类。

1. 全程闭塞　一侧 VA 全程闭塞患者(急性或慢性)，患侧 VA 血流信号消失。TCCS/TCCD 检查一侧 VA 无血流成像，无 VA 与 BA 形成的"Y"字形血流成像特征。健侧 VA 血流速度代偿性升高，TCCS/TCCD 与颈动脉超声联合检查可以明确 VA 全程闭塞性病变的诊断。需要注意的是，此类病变通过 TCCS/TCCD 彩色血流成像模式检测，不能获得 VA-BA 标准的"Y"字形血流显像特征，对 BA 的定位存在一定的难度。我们的建议是：①检查深度 ≥80mm；②BA 的第一对分支小脑前下动脉(AICA)位于 BA 近段。

2. 小脑后下动脉分支前闭塞　超声检查观察的重

点包括如下内容。

（1）颅外段 VA 的检查：首先进行颈部血管超声检查显示出颅外段 VA，PW 检查显示病变侧 VA 血流频谱出现低流速高阻力性或收缩期单峰低速血流动力学改变特征。

（2）TCCS/TCCD 检查特征：通过 TCCS/TCCD 彩色血流成像清晰显示患侧 VA 入颅前段 - 入颅后段（颅外段 V3 段以远）无血流信号，可以判断为 VA 小脑后下动脉分支前闭塞。健侧椎动脉血流显像正常，血流速度升高（代偿征），直接延续为基底动脉。

（3）不对称型 VA-BA 汇合征：通过声束方向调整，可以清晰显示不对称型或不完整型 VA 与 BA 形成的"Y"字形成像特征，并可观察到健侧 VA 通过延髓动脉环向患侧 VA 及小脑后下动脉供血。

（4）侧支循环血流评估：健侧 VA 自双侧 VA 汇合水平逆向患侧 VA 的 V4 段，再向患侧小脑后下动脉供血的血流成像。

（5）患侧小脑前下动脉：向患侧小脑后下动脉供血的侧支循环通路。

对于椎动脉闭塞性病变的超声检测评估，单纯 TCD 检查准确性受影响，应采用 TCCS/TCCD 明确诊断。

3. **小脑后下动脉分支后闭塞**　VA 于小脑后下动脉分支后闭塞者，TCCS/TCCD 检查到病变侧入颅段血流信号，颅外段 VA 血流动力学变化不明显或血流阻力指数相对升高。入颅后段可检测到相对高阻的血流频谱，彩色血流成像显示小脑后下动脉分支以远段 VA 血流信号消失,无双侧 VA 汇合 BA 的典型"Y"字形血流成像特征。患侧小脑后下动脉血流方向正常,血流速度正常或相对减低,其血流动力学特征与 VA 颅外段相关。

二、基底动脉狭窄与闭塞

(一)基底动脉狭窄

1. **诊断标准** 基底动脉狭窄诊断在国际上同样没有统一的标准。在此我们推荐首都医科大学宣武医院 2018 年发表的 TCCS/TCCD 评估 BA 不同程度狭窄的评估标准,供大家借鉴,此标准同样可用于 TCD 对 BA 狭窄的检查诊断(表 3-3-2)。

表 3-3-2 基底动脉狭窄的 TCCS/TCCD 评估标准
[首都医科大学宣武医院(2018)]

狭窄程度	PSV/(cm/s)	Vmean/(cm/s)	PSV_{BA}/PSV_{IVA}
轻度(<50%)	≥100	≥70	≥1.5
中度(50%~69%)	≥150	≥90	≥2.0
重度(70%~99%)	≥210	≥120	≥3.0

注:Vmean:平均血流速度;PSV_{BA}/PSV_{IVA}:峰值血流速度_{基底动脉}/峰值血流速度_{颅内段椎动脉}。

2. **BA 不同狭窄程度的评估** 根据表 3-3-2 的结果,通过 TCCS/TCCD 对 BA 狭窄的评估,可分为轻度狭窄(<50%)、中度狭窄(50%~69%)和重度狭窄(70%~99%)。对于 BA 轻、中度狭窄的超声评估按照上述参数标准相对容易。但是,对于重度狭窄的超声评估,需要

认真区别相关血流动力学变化的直接与间接特征。

（1）彩色多普勒成像：采用 TCCS/TCCD 彩色多普勒血流成像模式检测 BA 重度狭窄的典型特征是，狭窄段血流充盈不全征（血流纤细），即"束腰征"改变。狭窄段及狭窄即后段出现紊乱的"五彩"相间血流成像，狭窄远段的血流速度明显减低。由于 BA 解剖距离较长（4.0~6.0cm，平均 4.0cm），若病变位于远段、接近 BA 分支（左右 PCA）水平者，通过枕窗检查，TCCS/TCCD 很难清晰显示狭窄病变的位置，应结合经颞窗（于双侧 PCA 分支水平，基底动脉尖水平检查）或采用 TCD 检查完成。

（2）多普勒频谱检查：TCCS/TCCD 和 / 或 TCD 检查 BA 狭窄段流速升高，其远段 PCA 流速与 PI 均明显减低，呈现低阻力性频谱改变特征，PI 相对于 BA 近段及其他颅内动脉的测值减低，同时可检测到前后循环之间一侧或双侧后交通支开放征（前循环向后循环供血），那么 BA 重度狭窄病变可以明确。但是，对于长段或极重度 BA 狭窄者，很难检查到加速度血流频谱。对于此类患者的检查评估，应充分结合患者的临床相关检查信息综合判断。

当 BA 重度狭窄时，如果小脑后下动脉血流速度升高，提示小脑后下动脉与小脑前下动脉之间可能建立了侧支循环通路。如果是 BA 近段或中段狭窄，前循环可通过 PCoA 和 PCA 的侧支动脉血流供应 BA 远段，BA 远段、PCoA 开放侧 PCA 的 P1 段血流方向可能发生逆转，检查中应注意鉴别，通过 TCCS/TCCD 检查相对容易。

3. **基底动脉狭窄鉴别**

(1) 代偿性血流速度升高：由于前循环动脉病变（如颅外段颈内动脉狭窄或闭塞）导致后交通动脉侧支开放后，继发代偿性血流速度升高，而误诊为基底动脉狭窄。因此，当患者同时存在颈动脉狭窄（≥70%）或闭塞时，应注意后交通动脉侧支循环开放导致的 BA 全程血流速度代偿性升高，而非基底动脉狭窄。

(2) VA-BA 移行段狭窄：若一侧 VA 远段重度狭窄，而另一侧 VA 无狭窄者，其血流加速度可能延及 BA 的近段，出现 BA 流速升高，此时应注意结合 BA 远段及 PCA 的血流速度与频谱变化进行判断：①一侧 VA 血流频谱正常者，另一侧 VA 远段流速升高，说明是一侧 VA 远段狭窄；②流速下降伴频谱低阻力改变并对侧 VA 频谱相对高阻力改变者，为 VA-BA 移行段狭窄，图 3-3-1 为 VA、VA-BA、BA 的定位模式。

(二) 基底动脉闭塞

基底动脉闭塞临床上可分为两种情况，即急性闭塞与慢性闭塞。

1. **急性闭塞** 患者突发后循环缺血并临床发病急、症状重（意识障碍），病情危急，通常不推荐血管超声筛查。但是，对于临床有特殊需求的患者，建议采用 TCCS/TCCD 检查，可以相对缩短检查时间，提高诊断的准确率。

2. **慢性闭塞** 此类患者既往有反复发生后循环缺血或脑卒中的病史，多数在 BA 粥样硬化性血管狭窄的基础上发生闭塞。对于此类患者的超声检查，建议 TCCS/TCCD 与 TCD 及椎动脉颅外段超声检查联合评估。由于患者侧支循环代偿功能情况不同,检查结果存在一定的个体差异性,应注意判断鉴别。

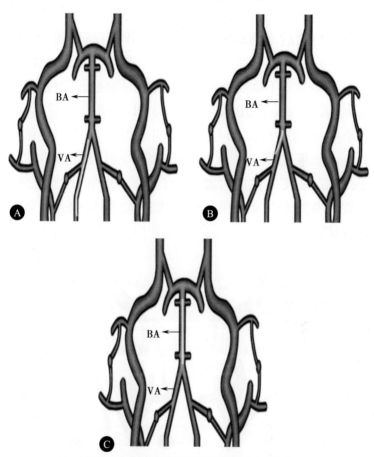

图 3-3-1 椎 - 基底动脉汇合水平狭窄分类解剖模式

狭窄病变图中黄线标识。A. 单纯椎动脉(VA)狭窄;
B. VA- 基底动脉(BA)移行段狭窄;C. BA 狭窄。

(1)小脑上动脉与小脑前下动脉之间 BA 闭塞:
TCCS/TCCD 检查可能发现以下几种情况。①颅内段椎

动脉血流频谱呈相对高阻力性改变；②颅外段椎动脉内
径正常或相对细（与 BA 闭塞时程相关），峰值血流速度正
常，但舒张期末血流速度相对减低，PI 或 RI 升高；③一侧
或双侧小脑后下动脉血流速度相对升高（高于同侧椎动
脉），提示小脑后下动脉（PICA）与小脑前下动脉（AICA）
之间可能建立了侧支循环代偿通路；④BA 远段（基底动
脉尖）及 PCoA 开放侧的 PCA 的 P1 血流方向逆转，并
向小脑上动脉（SICA）供血，说明前循环向后循环侧支
供血。如果仅存一侧 PCoA，则对侧的 PCA 血流方向不
变，即双侧 PCA 供血可能均来自同一侧颈内动脉系统。
此类患者的血流动力学评估难度较大，需要检查者仔细
分析（图 3-3-2）。

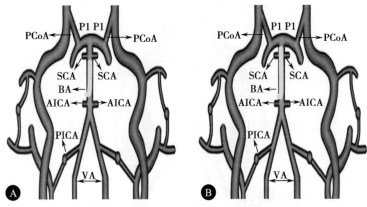

图 3-3-2　基底动脉不同部位闭塞解剖模式

A. 小脑上动脉（SCA）与小脑前下动脉（AICA）之间基底动脉（BA）闭塞
（黄色标识区域）。侧支循环途径：①从椎动脉（VA）经小脑后下动脉
（PICA）至 AICA 与 SCA 之间形成侧支循环。②从后交通动脉（PCoA）经
大脑后动脉 P1 段逆向 BA 末端（基底动脉尖）供血，再向 SCA 区域供血。
B. AICA 分支以远闭塞。双侧 PCA 血供来自一侧或双侧颈内动脉和
PCoA。

（2）小脑前下动脉分支以远闭塞：TCCS/TCCD检查双侧椎动脉、小脑后下动脉（PICA）正常，但小脑前下动脉（AICA）血流充盈并血流速度相对升高（代偿），BA与小脑前下动脉分支以远无血流信号。双侧PCA血供来自一侧或双侧颈内动脉和PCoA。血流频谱均为低灌注性侧支循环供血特征。

三、椎-基底动脉狭窄、闭塞与临床

椎-基底动脉及其分支构成了后循环，即椎-基底动脉供血系统。导致椎-基底动脉狭窄或闭塞的最常见原因是动脉粥样硬化。此外，动脉夹层、纤维肌发育不良等是椎-基底动脉狭窄的非动脉粥样硬化性病因。基于解剖结构，VA病变分为颅内段与颅外段。VA颅内段闭塞性病变常见的临床表现是延髓背外侧缺血。由于潜在的侧支循环的建立，VA颅外段病变程度不一定与颅内缺血程度一致。当一侧VA狭窄或闭塞，另一侧VA正常，患者可能不出现任何症状。但是，双侧VA均发生重度狭窄或闭塞时，后循环梗死的发生风险明显增加（图3-3-3），患者出现眩晕、共济失调、饮水呛咳等临床症状与体征。

基底动脉急性闭塞常见的临床表现：双侧肢体瘫痪（或双侧肢体力弱），头面部肌肉麻痹、构音障碍、声音嘶哑、吞咽困难、强哭强笑等；眼球运动异常、眼震等临床特征，甚至昏迷等。

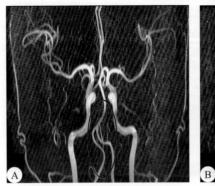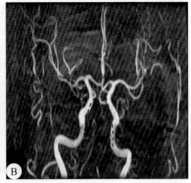

图 3-3-3　椎 - 基底闭塞 MRA 成像

A. 正常人头部 MRA 成像, 可见双侧椎动脉(VA)汇合成基底动脉(BA)
(红线标识区内);B. VA-BA 未显影(红色虚线标识区内), 左侧 VA-BA 闭
塞, 右侧 VA 纤细。

第四章

颈内动脉狭窄与闭塞

对于颅外段颈内动脉狭窄或闭塞性病变的超声检查,应该选择彩色多普勒血流成像方法,不推荐 TCD 检查评估模式。但是,采用 TCD 检查的目的是针对颈内动脉重度狭窄或闭塞性病变的颅、内外侧支循环的功能进行评估。

TCCS/TCCD 检查模式相对于 TCD 具有其优势的一面,它能直接观察颅内动脉或静脉血流成像,并在二维模式及血流成像的基础上,进行血流动力学参数的检测评估。但是,TCCS/TCCD 对于颈内动脉狭窄闭塞性病变患者的检查也有一定的劣势,颅骨的透声性不如 TCD。因此,我们推荐 TCD 与 TCCS/TCCD 联合评估的模式,将提高对颅外段颈内动脉重度狭窄或闭塞性病变的颅内、外动脉侧支循环建立与功能评估的准确性。

第一节 颈内动脉解剖与
狭窄或闭塞的临床表现

颈动脉解剖及相关检查方法可参见第八章有关颈

动脉的解剖及其相关内容介绍,本节重点针对颈内动脉重度狭窄或闭塞性病变,通过 TCD 或 TCCS/TCCD 对颅内、外动脉侧支循环的建立进行检查、评估。

一、颈内动脉解剖分段

(一) Fischer 5 段分法

1938 年 Fischer 首先提出了 ICA 5 段分法。该分段方法从 ICA 终点开始向下逆血流方向表述,以 1~5 数字标识分段为 C1 终末段、C2 床突上段、C3 膝段、C4 海绵窦段、C5 岩骨段(图 4-1-1A),该解剖标识在临床应用 50 余年。

(二) Bouthillier 7 段分法

1996 年 Bouthillier 等提出 ICA 7 段分法,以顺向血流方向的模式标识 ICA 为 C1~C7 段,具有比较明确的解剖分界(图 4-1-1B、C)。

1. C1 **颈段** 起于 CCA 分叉水平,终止于颈动脉管外段。

2. C2 **岩段** 起于颈动脉管外口,止于破裂孔后缘,称颈动脉管内段。

3. C3 **破裂孔段** 起于颈动脉管末端,越过破裂孔部(不穿行),在破裂孔的垂直管内上升,经海绵窦后,止于岩舌韧带上缘。

4. C4 **海绵窦段** 起于岩舌韧带上缘,止于硬膜环的近侧端。

5. C5 **床突上段** 起于硬膜环的近侧端,止于硬膜环的远侧端。

6. C6 **眼段** 起于硬膜环的远侧端,止于 PCoA 起点的近侧端。

7. **C7 交通段** 起于 PCoA 起点的近侧端,止于 ICA 分叉处(ACA 分支处)。

TCD 或 TCCS/TCCD 检查常规采用 Fischer 5 段分法,为了避免采用不同分段法引起诊断定位的混淆,通常采用终末段(TICA,C1)、虹吸段(C2 床突上段、C3 膝段和 C4 海绵窦段)、岩骨段(C5)、颅外段(ICAex)。

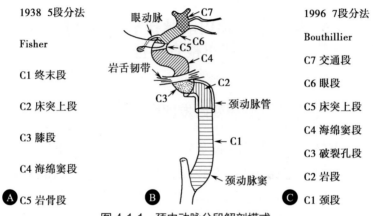

1938 5段分法
Fisher
C1 终末段
C2 床突上段
C3 膝段
C4 海绵窦段
Ⓐ C5 岩骨段

眼动脉 C7
C6
C5
C4
岩舌韧带
C3
C2
Ⓑ
颈动脉管
C1
颈动脉窦
Ⓒ

1996 7段分法
Bouthillier
C7 交通段
C6 眼段
C5 床突上段
C4 海绵窦段
C3 破裂孔段
C2 岩段
C1 颈段

图 4-1-1 颈内动脉分段解剖模式
A. Fischer 5 段分法;B、C. Bouthillier 7 段分法。

二、颈内动脉狭窄或闭塞临床表现

颈内动脉(ICA、CCA)重度狭窄或闭塞性病变的临床表现复杂多样。①如果有良好的侧支循环代偿通路,患者可以是无症状性狭窄或闭塞。②若侧支循环代偿不良,或无侧支循环供血的患者,可发生短暂性脑缺血发作(TIA);或 MCA 和 / 或 ACA 供血区域脑缺血相关的症状和体征;或出现分水岭脑梗死(位于 ACA 与 MCA、MCA

与 PCA 交界区域等)。③临床表现有:同侧霍纳征;对侧偏瘫、偏身感觉障碍;双眼同向性偏盲;优势半球病变可出现失语;非优势半球病变可有体象障碍(基本感知功能正常,但身体部位、空间位置及其相互关系认识障碍)。④当 OA 受累缺血时,可出现单眼一过性黑蒙,偶发永久性视力丧失。⑤颈动脉触诊发现颈动脉区域"震颤"或 ICA 搏动减弱或消失,听诊可闻及血管杂音。

第二节　颈内动脉狭窄、闭塞与超声检查特征

一、颈内动脉病变好发部位

ICA 狭窄闭塞性病变好发的部位依次为 ICA 颅外段、OA 分支后 -ICA 终末段(TICA)、ICA 虹吸段(CS)、岩骨段。TCD 对于颈内动脉狭窄或闭塞的部位、重度狭窄以下病变的判断存在一定的不确定性,应结合颈动脉超声一体化评估,才能精准评估 ICA 狭窄的程度及 ICA 闭塞性病变的部位。

二、颈内动脉重度狭窄、闭塞指征

1. **直接指征**　颅外段 ICA 重度狭窄时,TCD 检查病变处高流速、血流频谱异常(频窗内涡流与湍流充填)、探及血管杂音。颅外 ICA 闭塞时,TCD 于颈部反复检查无 ICA 血流信号。无论重度狭窄或闭塞,都应该提示患者进一步接受颈动脉超声检查,不能单纯依靠 TCD

进行诊断,特别是 ICA 闭塞患者的鉴别,完全性或者次全性闭塞的判断,直接影响患者临床血运重建方法的选择与患者的预后。

2. **间接指征**　对于 ICA 颅外段重度狭窄的患者,除采用 TCD 检查病变段的血流动力学变化的直接特征外,还应注意间接指征的分析。ICA 存在重度狭窄者还可以检测到:①狭窄以近段 CCA 呈低流速高阻力性血流特征改变;②狭窄段连续检测到狭窄远段(尽可能探查到入颅前段),观察到低流速低阻力性血流信号改变;③经眼窗检测到眼动脉血流方向的逆转或血流频谱形态的异常(低阻力性血流频谱);④颅内动脉前循环之间、前循环与后循环之间、颈内 - 外动脉之间的侧支循环呈开放征(见本节后续内容)。

三、颅内、外动脉侧支循环开放的评估

对于颈动脉发生重度狭窄或闭塞性病变的患者,TCD 或 TCCS/TCCD 检测的优势在于准确评估颅内、外动脉侧支循环的开放。TCCS/TCCD 的优势还在于直接观察 Willis 环结构的完整性与侧支循环的血流方向性。

(一) ACoA 侧支开放

正常人生理状态下的 ACoA 无血流通过。当一侧颈动脉发生重度狭窄或闭塞时,双侧颈动脉供血系统之间的灌注压力出现不均衡改变,压力差导致 ACoA 开放,健侧颈动脉通过 ACoA 向患侧 ACA 与 MCA 供血,这是典型的 ACoA 开放征。但是,ACoA 开放的必要条件是 ACoA 的存在、双侧 ACA-A1 发育良好并且 ACoA

两端存在压力差。

　　TCD 与 TCCS/TCCD 检查 ACoA 开放的特征包括：① TCD 显示患侧 ACA 血流频谱为正向，与 MCA 方向相同；TCCS/TCCD 显示患侧 ACA 的 A1 段血流方向与 MCA 一致，均为朝向探头（红色），ACA 的 A1 段血流方向逆转，说明 ACoA 开放。②健侧 ACA 代偿性增快；③压迫健侧 CCA 时，患侧 MCA 和 ACA 血流速度减低，进一步证实 ACoA 开放（图 4-2-1）。

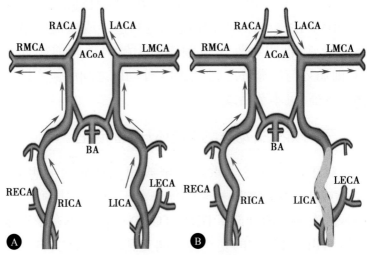

图 4-2-1　生理状态与 ACoA 开放解剖血流方向模式

A. 正常人生理状态前交通动脉（ACoA）不开放，血流经左、右侧颈内动脉（LICA、RICA）上行，分别供应左右侧大脑中动脉（LMCA、RMCA）、左右侧大脑前动脉（LACA、RACA），MCA 与 ACA 血流方向相同（红色箭头）；B. 左侧颈内动脉（LICA）颅外段闭塞（黄色病变标识），ACoA 开放，血流自 RICA 通过开放的 ACoA（红色箭头）向 LMCA 及 LACA 供血，LACA 的 A1 与 LMCA 血流方向一致（红色箭头）。BA：基底动脉。

　　上述 ACoA 开放的三个条件中缺少任意一条，

ACoA 侧支通路不能形成。图 4-2-2 列举几种情况下 ACoA 侧支通路不可能开放：① ACoA 先天性缺如（图 4-2-2A）或 ACoA 先天性发育纤细；②任意一侧 ACA 的 A1 段生理性缺如（图 4-2-2B）；③任意一侧 ACA 的 A1 段发育不良（图 4-2-2C，箭头）。上述三个条件均说明 Willis 环发育不完整。

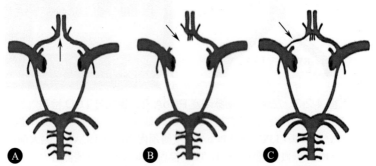

图 4-2-2 无前交通动脉（ACoA）侧支循环解剖模式

A. ACoA 生理性缺如（箭头）；B. 右侧大脑前动脉（ACA）A1 段缺如（箭头）；
C. 右侧大脑前动脉（ACA）A1 段生理性发育纤细（箭头）。

（二）PCoA 侧支开放

正常人生理状态下 PCoA 是不开放的。PCoA 开放也需要有必备的条件：① PCoA 存在；②患侧 PCA-P1 发育良好；③ PCoA 两端存在血流灌注压力差。当一侧 ICA 重度狭窄或闭塞后，TCD 或 TCCS/TCCD 检查 PCoA 开放的特征包括：①后循环 VA、BA 血流代偿性升高，通过 VA 及 BA、PCA-P1 经 PCoA 建立向患侧 MCA、ACA 供血的途径（图 4-2-3A）；② TCD 或 TCCS/TCCD 检查患侧 MCA 流速及血流阻力相对减低（图 4-2-3B）；患侧 PCA 血流速度明显升高增快，证实 PCoA 开放（图 4-2-3C）。

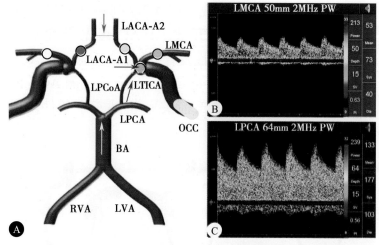

图 4-2-3　左侧颈内动脉闭塞 PCoA 开放模式与 TCD 检测

A. 左侧 ICA 闭塞（OCC，黄色标识）。ACoA 缺如（蓝色箭头）。后循环血流通过 BA（黄箭头）、LPCA 经 LPCoA 向左侧颈内动脉（LTICA）、左侧大脑中动脉（LMCA）供血（红色箭头）；B. TCD 检查 LMCA 相对低速低阻力性血流动力学改变，峰值血流速度（Sys）73cm/s，舒张期末血流速度（Dia）40cm/s，平均血流速度（Vmean）53cm/s，血管搏动指数（PI）0.63 ；C. 左侧大脑后动脉（LPCA）峰值血流速度（Sys）177cm/s，舒张期末血流速度（Dia）103cm/s，平均血流速度（Vmean）133cm/s，血管搏动指数（PI）0.56。

　　此外，由于 ICA 重度狭窄或闭塞后，除对 Willis 环侧支循环的评估外，通过 TCCS/TCCD 可以对皮质软脑膜动脉与 PCoA 之间的吻合血流成像检测评估，但是，正常人 ICA 与 BA 之间、PCA 与 MCA、MCA 与 ACA 之间的侧支及软脑膜侧支之间存在潜在的通路，但不形成血液流动（图 4-2-4A）。当一侧 ICA 严重狭窄或闭塞后，BA 通过 PCoA 向 ICA 供血（图 4-2-4B）、单纯 PCA 与 MCA 之间的软脑膜侧支开放（图 4-2-4C），也可以是 PCoA 及 PCA 与 MCA 之间的软脑膜侧支同时开放（图 4-2-4D）。

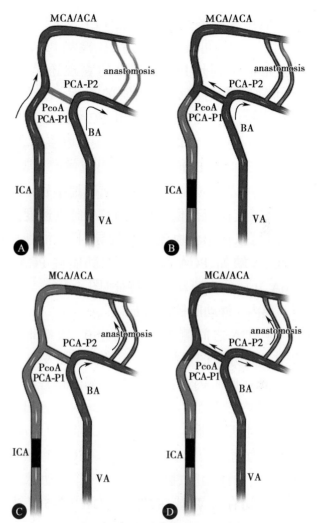

图 4-2-4 一侧 ICA 闭塞后,PCoA、PCA 与
MCA 间软脑膜侧支的开放模式

A. 正常人颈内动脉系统与椎 - 基底动脉系统之间 PCoA 无血流通
过(箭头);B. 一侧 ICA 闭塞,PCoA 开放,血流自后循环向前循环供
血(箭头);C. 一侧 ICA 闭塞,PCoA 不存在,单纯 PCA-MCA 之间软
脑膜支开放;D. 一侧 ICA 闭塞,PCoA 与软脑膜支双重开放。

此外,值得注意的是,TCD 检测 P1 及 P2 血流速度均有代偿性增快的可能。单纯 TCD 检测 PCA 流速的升高不能完全鉴别是 PCoA 开放的表现还是 PCA 与 MCA 之间软脑膜侧支循环代偿的表现。另外,通过 CCA 压迫试验,对于 PCoA 缺如并 PCA 起源于 ICA 的生理变异(胚胎型 PCA)的情况也比较难以鉴别。因此,推荐通过 TCCS/TCCD 彩色多普勒血流成像直观 Willis 环血流成像,可以相对简单、容易、准确地鉴别 PCoA 的开放及软脑膜支血流代偿导致的 PCA 血流速度升高的现象。同时可以在彩色血流成像的导引下,清晰显示是否存在 PCoA 缺如、PCA 起源异常(胚胎性 PCA)等导致无 PCoA 开放的血流动力学特征(图 4-2-5)。

(三)颈内 - 外动脉侧支开放

ICA 与 ECA 之间侧支循环的建立,依赖于眼动脉(OA)主干及其分支的通畅性。正常人 OA 发自 ICA 的膝部,向前到达眼眶内。按照 OA 的解剖行程分为颅内段、视神经管内段和眶内段。OA 在眶内段分出视网膜中央动脉、睫状后动脉、泪腺动脉和筛前、筛后动脉等,其终末分支为眶上动脉和鼻背动脉。ECA 有很多分支(如上颌动脉、颞浅动脉、脑膜中动脉、眶下动脉)与 OA 的上述分支间存在着潜在的吻合(图 4-2-6)。当一侧 ICA 重度狭窄或闭塞时,ECA 的分支通过 OA 远段的分支逆向 ICA 供血(图 4-2-6),即颈内 - 外动脉侧支开放。TCD 或 TCCS/TCCD 检查发现,患侧 OA 血流方向逆转、血流速度减低伴低阻力性血流频谱改变。

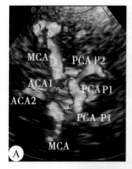
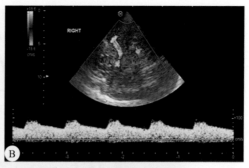
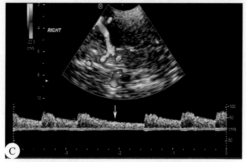

图 4-2-5　Willis 环血管超声检查

A. 正常 Willis 环彩色多普勒血流成像,可见大脑中动脉(MCA)、大脑前动脉的 A1 及 A2(ACA1、ACA2)、大脑后动脉(PCA)交通前段(P1)与交通后段(P2);B. MCA 彩色血流成像与多普勒取样(上图)与血流频谱(下图);C. 右侧 PCA 彩色血流成像(上图)与血流频谱(下图)。通过右侧 CCA 压迫试验显示,右侧 PCA 血流速度减低(白色箭头),说明右侧 PCoA 缺如,右侧 PCA 直接起源于右侧颈内动脉(上图),为胚胎型 PCA。

但是,在 TCD 或 TCCS/TCCD 临床检测中需要注意:一些患者如果并存患侧 ECA 重度狭窄或闭塞的情况下,患侧 OA 血流方向不改变,比较双侧 OA 血流频谱及血管阻力参数存在的差异性,此时应注意患侧 OA 的血供来源的鉴别。通过对侧 CCA 压迫试验,可以发现患侧 OA 血流下降,说明血供来源于对侧 ICA(图 4-2-7)。

其血流途径为：健侧 ICA1 段→ ACA 的 A1 段→ ACoA →
患侧 A1 段→ ICA1 → CS（虹吸段）→ OA。

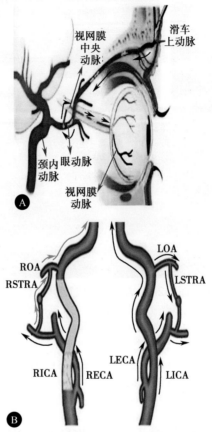

图 4-2-6 正常眼动脉血流方向与 ICA 闭塞后血流方向解剖模式

A. 正常眼动脉血流方向（黑色细线短线箭头）：颈内动脉→眼动脉→视网膜中央动脉→眶上动脉（滑车上动脉），当 ICA 闭塞时血流方向逆转（图中黑色粗线长箭头）；B. 黑色箭头显示左侧颈内动脉（LICA）与右侧颈内动脉（RICA）血流方向：RICA 闭塞（黄色标识），右侧血流通过右侧颈外动脉（RECA）- 滑车上动脉（RSTRA，眶上动脉）- 眼动脉（ROA）-RICA 远段再向颅内供血（橘黄色箭头），与 LICA 血流灌注方向完全不同（黑色箭头）。
ROA：右侧眼动脉；LSTRA：左侧滑车上动脉；LECA：左侧颈外动脉。

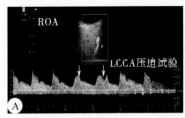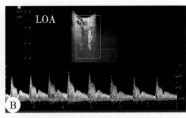

图 4-2-7　眼动脉血流超声检查鉴别

A. 右侧 ICA 颅外段闭塞,同侧眼动脉血流频谱相对低阻力改变,压迫 LCCA 时,右侧眼动脉(ROA)血流减低,说明右侧 OA 的血供来源于左侧颈内动脉系;B. 左侧正常 OA 血流频谱。

第五章

烟雾病检查

烟雾病（moyamoya disease，MMD）是由颅内动脉慢性进行性闭塞引起的脑血管病，是以双侧 TICA 和 MCA/ACA 近端狭窄或闭塞为特征的进展性脑血管病变，伴颅底异常血管网的形成。

烟雾综合征是指除具有烟雾病血管特征性改变外，同时伴有一种基础性脑血管疾病若病变为 TICA 单侧狭窄或闭塞，并伴有烟雾状血管的形成，而不伴有基础性疾病，称为"单侧烟雾病"。

2012 年日本诊疗指南指出，烟雾综合征的基础病变主要包括：动脉粥样硬化、自身免疫性疾病（系统性红斑狼疮、抗磷脂抗体综合征、结节性周围动脉炎、干燥综合征）、脑膜炎、多发性神经纤维瘤病、颅内肿瘤、头部外伤、放射性损伤、甲状腺功能亢进、镰状细胞贫血、肌纤维发育不良、口服避孕药以及药物中毒等。

第一节　烟雾病的病理学与临床表现

专业医师首先应熟悉 MMD 相关病理学基础、临床症状与体征,以及基本的治疗方法。

一、烟雾病病理学基础

既往的研究发现,MMD 病变多累及 ICA 远端,以及 ACA、MCA 近端。但是,病理学研究尚未发现受累血管出现动脉粥样硬化或炎性改变,这部分患者颅内动脉狭窄可能的病理机制是血管平滑肌细胞异常增生及血管腔内血栓形成共同作用的结果。另外,病变累及的动脉中膜层相对薄并伴有内弹力膜结构异常,可能与半胱氨酸蛋白酶介导的凋亡作用有关。此外,基因的异常位点,如家族性 MMD 的基因位点为 3p24、2p26 和 8q23 的患者与烟雾病变的发生相关等。

二、烟雾病临床表现

不同类型 MMD 的症状发生率存在一定的差异,其中肌无力、意识障碍、感觉障碍、头痛、言语障碍最为常见。但是,在出血型 MMD 为首发症状的患者中,意识障碍和头痛较肌无力更为多见。不同年龄段 MMD 的发病类型亦不相同,儿童 MMD 以缺血型为主。年龄>25 岁者,通常以出血型 MMD 为主,但缺血型 MMD 的发生率也维持在较高水平。MMD 有时可被误诊为动脉粥样硬化性脑血管病。有超过 60% 的患者可出现头疼,机制尚不明确,可能与扩张的侧支循环血管对硬脊膜疼痛感受器的刺激有关,以额部疼痛或偏头痛多见,女性发病多于男性。遗传学研究显示,6%~10% 的 MMD 患者有家族史,同卵双胞胎同时患 MMD 的概率为 80%,

同胞及其后代患 MMD 的风险比一般人群分别高出 42 倍和 34 倍。

三、烟雾病的治疗理念

对于 MMD 的治疗,外科手术血管重建被认为是治疗 MMD 的有效方法。在缺血或出血的急性期,特别是有不自主运动症状的患者,可予甘露醇和皮质激素控制脑水肿。抗血小板聚集药、扩张血管药和改善微循环药也可用于缺血性发作。但目前尚无保守治疗手段能够阻止病变的发展或防止缺血和出血的再次发作。此外,高压氧治疗对儿童缺血型烟雾病有效。

第二节　烟雾病侧支循环与影像学诊断

一、烟雾病侧支代偿途径

烟雾病患者病程中新生血管和侧支循环的形成贯穿始终。侧支循环分为三级。

1. 1 级侧支　ACA →软脑膜动脉→ MCA;MCA →软脑膜动脉→ ACA。

2. 2 级侧支　脉络膜动脉延长或扩张、PCoA → PCA →软脑膜动脉→ ACA 或 MCA;PCA →软脑膜动脉→ ACA 或 MCA;脉络膜后动脉→胼周后动脉→ ACA。

3. 3 级侧支　指颈外动脉侧支。

随着烟雾病缺血分期的增加,从早期到中期,1、2 级侧支循环呈现先增多后减少的趋势。主要集中于烟雾病的中期,可能随着烟雾病的进展,ICA 末端由狭窄至闭塞,并向其近端扩展,脑血流动力学紊乱的加重和剪切力的增加,促进了侧支循环的出现与开放。晚期,病变进展导致 ICA 于 OA 分支以远段闭塞,并累及 PCA,1、2 级侧支受到影响,进而出现 ECA 侧支。侧支循环的变化规律反映了烟雾病患者颅内血管病变的进展与加重,也是病变发展的必然结果。

OA 是 MMD 代偿的重要通路,可通过滑车上动脉和 / 或眶动脉与 ECA 的分支颌内动脉和面动脉之间形成侧支吻合。当 ACA 闭塞后,OA 血流可向前与眶内动脉吻合,并逆向供应额叶皮质。该侧支吻合在Ⅲ~Ⅴ期都可见到,与 ICA 的病变程度显著相关。当 ICA 病变不断向下发展,累及 ICA C6,甚至 ICA 自起始部完全闭塞后,由 ICA 发出的 OA 也消失,此时眼球的血供完全来源于 ECA 的侧支。

ICA 起始段因动脉粥样硬化性血管狭窄或闭塞性病变,导致远端血流灌注压力降低,患侧 OA 血流反向,频谱颅内化(参见第四章相关内容)。MMD 患者的 OA 与 ACA 皮质吻合且血流方向正常,频谱颅内化,血流速度尚正常,不同于动脉粥样硬化闭塞性病变的 OA 血流动力学改变。但是,既往也有研究显示,TCD 检查 MMD 患者的 OA 也可发现反向血流频谱,在Ⅳ~Ⅵ期 MMD 患者的发生率显著高于Ⅱ~Ⅲ期(图 5-2-1)。

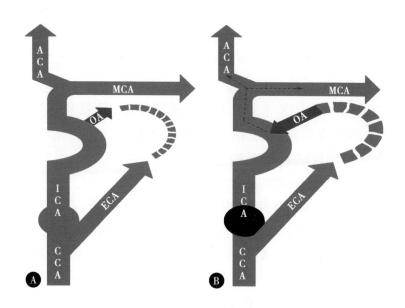

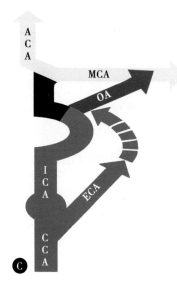

图 5-2-1 正常人与烟雾病患者眼动脉血供模式

A. 正常人，颈内动脉（ICA）- 颈外动脉（ECA）之间潜在吻合支（虚线部分）但无血流通过。正常眼动脉（OA）由颈动脉虹吸部发出，血流方向为朝向探头（红色箭头）。B. 一侧 ICA 闭塞（ICA 起始圆形黑色标识），双侧颈内动脉之间存在压力阶差，ECA 通过 OA 供应同侧 ICA、大脑中动脉（MCA）及大脑前动脉（ACA）（红色虚线箭头）。OA 血流反向（红色箭头）。C. MMD 患者，ICA 终末段闭塞或极重度狭窄（图中黑色标识区域），ECA 血液经吻合支到达 OA，为朝向探头血流（红色箭头），供血区域经颅外侧支向颅内供应。

二、烟雾病影像学诊断

随着影像学技术的不断发展,MMD 的诊断手段也在不断进步,DSA 一直被作为 MMD 诊断的金标准。此外,MRA、CTA、TCD 及 TCCS/TCCD 等检查也在本病的诊断中发挥着重要的作用。

(一) 数字减影血管造影(DSA)

DSA 可以动态观察血管成像,能够清晰显示侧支循环的开放。目前国际上通用 Suzuki 分期,即按照 MMD 患者 DSA 特征分类,将 MMD 颅内血管狭窄-闭塞程度分为 6 个阶段(表 5-2-1、图 5-2-2)。

表 5-2-1 烟雾病 DSA 国际通用 Suzuki 分期

Suzuki 分期	DSA 表现
I 期	ICA 末段狭窄,多为双侧
II 期	颅底异常血管网形成
III 期	大脑前部供血主干进一步狭窄或闭塞,烟雾血管越来越显著
IV 期	Willis 环闭塞,烟雾状血管渐减少,ECA 代偿供血增加
V 期	烟雾状血管进一步减少,ECA 代偿供血明显增加
VI 期	颅内主要动脉完全消失,脑底异常血管网消失,大脑半球依靠 ECA 供血

MMD 的 DSA 分期,是超声评估 MMD 血流动力学的基础,应该熟悉并掌握。2002 年日本学者 Mugikura 等

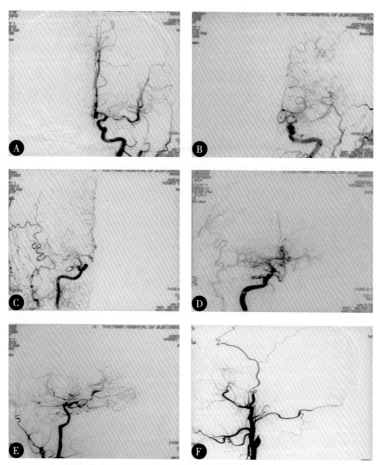

图 5-2-2 MMD 患者脑血管造影 Suzuki 分期

A. Ⅰ期,ICA 末段狭窄;B. Ⅱ期,颅底异常血管网形成,远端血管扩张;
C. Ⅲ期,烟雾状血管进一步增多;D. Ⅳ期,Willis 环闭塞,烟雾状血管开始
减少,远端动脉显影不清;E. Ⅴ期,烟雾状血管进一步减少,颅外血管代偿;
F. Ⅵ期,颅内主要动脉消失,脑底异常血管网亦消失,颅外 ICA 闭塞,仅见
ECA 显影。

在 Suzuki 分期的基础上提出了简易分期,用以评估每个受累大脑半球同侧的血管级别,共分为 4 期(表 5-2-2),其中 1 期为烟雾病早期,2~3 期为中期,4 期为晚期。DSA 是诊断 MMD 的金标准,但属于创伤检查,费用较高,通常急性期的患者病情危重,不适合行 DSA 检查。

表 5-2-2　烟雾病 DSA 简易分期

简易分期	DSA 表现	Suzuki 分期
1 期	ICA 末端轻或中度狭窄,伴或不伴 ICA 烟雾状血管,ACA 或 MCA 全部分支显影良好	Ⅰ 期、Ⅱ 期
2 期	ICA 末端重度狭窄,ACA 或 MCA 起始段闭塞伴明显的 ICA 烟雾状血管,ACA 或 MCA 分支至少有几个分支显影良好	Ⅲ 期
3 期	MCA 和 ACA 均闭塞,有明显的 ICA 系统烟雾血管,仅有少量的 ACA 或 MCA 分支通过烟雾血管前向微弱显影	Ⅳ 期
4 期	MCA 和 ACA 起始部完全闭塞,伴或不伴 ICA 系统烟雾血管,前向造影中没有 ACA 或 MCA 显影	Ⅴ 期、Ⅵ 期

(二) 磁共振血管成像(MRA)

MRA 对 MMD 检查优势在于无创性。但是,对于远端血管、血管壁结构及侧支循环的开放敏感性较差,存在过高评估血管狭窄程度的问题。2012 年日本 MMD 诊疗指南新增加了 MRA 对于 MMD 分期的评估方法,将 MRA 分期与 DSA 分期比较(表 5-2-3),提高了 MRA 对 MMD 诊断的敏感性和特异性。

表 5-2-3 烟雾病 MRA 评分及分期与 DSA 对应分期

MRA 分期	MRA 分数	与 DSA 对应分期
1 期	0~1 分	Ⅰ期、Ⅱ期
2 期	2~4 分	Ⅲ期
3 期	5~7 分	Ⅳ期
4 期	8~10 分	Ⅴ期、Ⅵ期

(三) CT 血管成像

对于 MMD 的检查,CT 血管成像(computed tomography angiography,CTA)不仅能够显示颅内 Willis 环主干动脉的狭窄和闭塞,而且能够清晰显示颅底异常增生的血管网,显示 ECA 及椎 - 基动脉系统参与代偿性供血的侧支循环血管的存在,清晰显示病变血管与邻近骨性结构的空间关系,为临床诊断提供更多的信息。

但是,CTA 显示终端细小增生血管的能力不如 DSA,容易受颅底骨质的影响,对鞍区血管的显示欠佳。与 MRA 及血管超声比较,它仍然是创伤性检查,而且存在对比剂过敏的风险。比较 DSA、CTA、MRA 成像(图 5-2-3)具有不同的机制、不同成像特征与准确性,在 MMD 临床检查与诊疗过程中需要优势互补,提高对病变评估的准确性。

(四) 经颅多普勒超声

TCD 被广泛应用于脑血管病的筛查及随访,操作简单、无创便携、可重复性强,其对颅内血管狭窄及侧支循环判断与 DSA 相比有很高的敏感性和特异性,其对颅内动脉狭窄的诊断已被写入美国和欧洲卒中指南。TCD 不

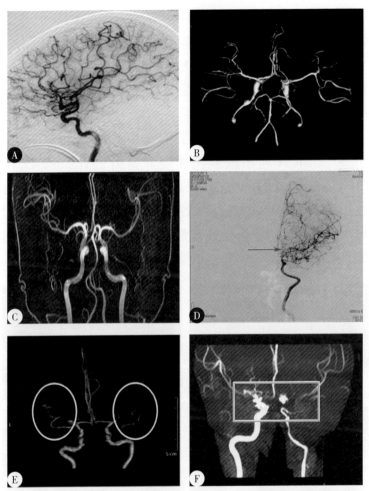

图 5-2-3 正常人与 MMD 患者 DSA、CTA、MRA 成像对比

A. 正常人 DSA 成像,动、静脉期成像,清楚显示中小动脉及血管闭塞后侧支循环;B. 正常人 CTA 成像,对于细小动脉的显示不如 DSA,尤其遇到血管壁钙化时会影响重建效果;C. 正常人 MRA 成像,不能动态成像,无法判断侧支,但无须造影剂便可清晰显示主干及部分分支血管;D. MMD 患者 DSA 成像,可见颈内动脉终末段重度狭窄后,颅底部新生血管(红色箭头);E. MMD 患者 CTA 成像,可见双侧 MCA 管径全程纤细,远端分支减少(黄线标识区域);F. MMD 患者 MRA 成像,可见颅底 Willis 环结构消失,部分新生血管出现(蓝线标识区域)。

能确诊烟雾病,可作为可疑病例首选的筛查工具,但是受骨窗透声性的限制,依赖于操作者的经验技术。

1. **TCD 检查与临床** 根据患者的临床症状、体征,对不明原因的青壮年患者反复发生脑缺血者应考虑本病变的可能。

2. **重度狭窄血流动力学特征** 一侧或双侧 TICA、ACA 及 MCA 起始段血流速度异常升高(图 5-2-4),符合重度狭窄评估的标准,伴声频及频谱形态改变,频谱收缩期显示频窗消失,伴紊乱血流充填特征,峰时无明显后延(与脑动脉粥样硬化性病变的血液动力学改变相鉴别),应通过 CCA 压迫试验与动脉畸形相鉴别。

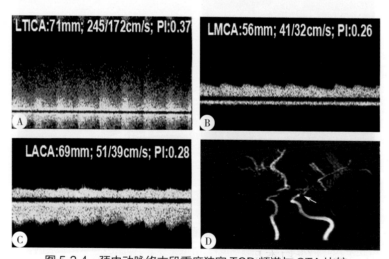

图 5-2-4 颈内动脉终末段重度狭窄 TCD 频谱与 CTA 比较

A. MMD 患者左侧颈内动脉末端(LTICA)重度狭窄,呈现高流速伴涡流、湍流血流信号改变(频窗充填)。PSV 245cm/s、EDV 172cm/s、PI 0.37。B. 狭窄远段(LMCA)流速明显减低伴低阻力改变,PSV 41cm/s、EDV 32cm/s、PI 0.26。C. LACA 流速明显减低,PSV 51cm/s、EDV 39cm/s、PI 0.28。D. CTA 显示 LTICA 重度狭窄处(白色箭头)。

3. **MCA 不连续性血流信号** 双侧或单侧 MCA 供血区域同一深度（主干水平）测得双向或单向不连续性以低速血流为主的血流信号，说明 MCA 主干慢性闭塞，周边血管网形成。

4. **颅外段 ICA 病变** 严重 MMD 患者除 Willis 环血流异常外，ICA 颅外段也可发生病变。利用 2.0MHz 探头或 4MHz 探头，由近端向远端连续扫查（即近心端向远心端），可以发现 ICA 颅外段血流相对减慢，ECA 血流代偿升高。但是，发现可疑颅外段 ICA 病变者，应推荐颈动脉超声检查，不推荐单纯依据 TCD 结果提示病变类型。因为 TCD 不能提供颈动脉二维结构病变的证据。

（五）经颅彩色多普勒超声（TCCD）

TCCS/TCCD 对 MMD 的检查，可以直接观察双侧半球及椎-基底动脉、眼动脉相关的血流动力学及变化特征，TCCS/TCCD 受声窗透声性的影响，较 TCD 更明显。但是对于 MMD 透声性好的患者，TCCS/TCCD 可以直接显示双侧半球、颅外与颅内动脉血管结构、血流充盈成像，MMD 的检查特征包括如下内容。

1. **无 Willis 环结构** 典型 MMD 患者 TCCS/TCCD 可见颅底动脉环失去正常解剖结构特征（图 5-2-5A）。

2. **无 MCA、ACA 主干血流成像** 沿 MCA、ACA 供血区域连续扫查呈现色彩杂乱、明暗不均，彩色血流不连续、呈"条索状"或"星点状"血流成像特征，病变多累及双侧（图 5-2-5B）。

3. **后循环血流代偿** TCCS/TCCD 通过枕窗检查发现，BA 及双侧 VA 血流代偿性升高，血流成像显示管腔相对增宽(图 5-2-5C、D)。

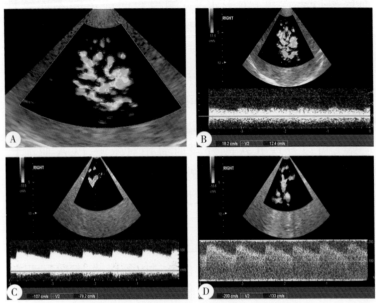

图 5-2-5 TCCS/TCCD 对烟雾病的检查评估

A. MMD 患者 TCCS/TCCD 成像,Willis 环结构消失,MCA、ACA 供血区域不连续性色彩杂乱、明暗不均、呈"条索状"或"星点状"血流成像特征;B. 沿 MCA、ACA 供血区域检测到低速低阻力性双向血流信号;C. 后循环 VA 血流代偿性升高,VA 峰值血流速度 107cm/s,舒张期末血流速度 78.2cm/s;D. 后循环 BA 血流代偿性升高,峰值血流速度 200cm/s,舒张期末血流速 133cm/s。

通过 TCCS/TCCD 可以对 MMD 患者的颅内动脉结构、血流动力学与血流方向特征进行直接评估,直接观察血管结构与血流动力学变化的评估准确性。

第六章
脑血管痉挛经颅多普勒超声监测

脑血管痉挛（cerebral vaso spasm，CVS）是蛛网膜下腔出血患者的常见并发症。CVS 的发生、发展、病变程度与缺血性神经功能损害密切相关。

第一节　蛛网膜下腔出血临床表现

正常人脑表面被覆三层膜结构，由内及外依次是软脑膜、蛛网膜、硬脑膜。软脑膜与蛛网膜之间的腔隙，称蛛网膜下腔，由无色透明的脑脊液充盈。

蛛网膜下腔出血（subarachnoid hemorrhage，SAH）是出血性脑血管疾病的一种类型，约占出血性脑卒中的20%。临床上 SAH 分为原发性 SAH 与继发性 SAH 两种类型。原发性 SAH 是指脑底部或脑表面病变的血管破裂，血液直接流入蛛网膜下腔而引起的一组临床综合征，其常见病因中以颅内动脉瘤占多数（75%），动静脉畸形占 5%~10%，烟雾病以及不明原因者占 10%。继发性SAH 是指因脑实质或脑室出血、外伤性硬膜下或硬膜外血管破裂，血液穿破脑组织流入蛛网膜下腔。蛛网膜下腔出血是神经科常见的急症之一。

一、颅内动脉瘤

颅内动脉瘤是因脑动脉局部血管薄弱而形成的瘤样突起。由于瘤体一般很小，在其破裂出血之前一般不产生症状，只有少数体积较大的动脉瘤因压迫邻近组织结构才出现症状。动脉瘤的病理改变和临床症状通常是继发于 SAH。约 75% 的原发性 SAH 由颅内动脉瘤破裂出血引起，故称之为动脉瘤性 SAH（aSAH）。aSAH 第一次出血后死亡率高达 35%，再出血死亡率则高达 50%，仅有 60% 的幸存者能正常生活和工作。

aSAH 的临床表现是疾病中最具特征性的表现之一。清醒的 aSAH 患者的标志性主诉是"有生以来最严重的头痛"，约 80% 能够提供病史的患者会这样描述。另外，青壮年患者以脑膜刺激征多见；多数患者无意识障碍，但可有烦躁不安，危重者可有不同程度的意识不清，甚至昏迷。临床上一般采用经典的 Hunt-Hess 分级法对 aSAH 临床表现进行分级。Ⅰ级：无症状或轻微头痛。Ⅱ级：中 - 重度头痛、脑膜刺激征，颅神经麻痹。Ⅲ级：嗜睡、意识模糊，或轻微局灶性神经功能缺失。Ⅳ级：浅昏迷，中或重度偏侧不全麻痹，早期去脑强直或自主神经功能障碍。Ⅴ级：深昏迷，去大脑强直，濒死状态。

脑血管痉挛程度与临床症状之间具有相关性，因此，血管超声医师要了解 SAH 的临床表现，以便正确解释血流动力学参数的临床意义。

二、颅内动脉瘤分类

1. **按动脉瘤形态分类**　分为囊状肿瘤、梭形肿瘤及壁间动脉瘤三种。

2. **按动脉瘤最大直径分类**　小型动脉瘤(直径<5mm)、一般型动脉瘤(5mm≤直径<15mm)、大型动脉瘤(15mm≤直径<25mm)及巨大型动脉瘤(直径≥25mm)。大型和巨大型动脉瘤多半是因为颅内占位效应行 CT 或 MRI 检查时发现。

3. **按动脉瘤好发部位分类**　颅内动脉瘤多发生于血管分叉处。发生于 ICA 颅内段的动脉瘤以后交通动脉瘤最常见,占 41.3%。MCA 动脉瘤多发生于 M1 段以远的分支水平。前交通动脉瘤的发生与 ACoA 的解剖变异相关。当一侧 ACA 交通前段(A1 段)粗大,另一侧发育不良或缺如时,由于血流动力学的影响更易发生前交通动脉瘤。

正常血液在血管内流动呈搏动性层流,管腔中央轴心处的血流速度快,靠近血管壁的流速慢。轴心血流的冲击,可导致局部内弹力层破坏、中层变薄和断裂、血管壁弹力纤维缺失等,使动脉壁发生囊状膨出,形成动脉瘤。动脉分支或分叉部位是受到血流冲击性剪切应力最大的部位,分叉的隆突部和分支的远侧角是动脉瘤的好发部位。了解动脉瘤的好发部位,便于 TCD 监测时根据血流动力学参数系统进行分析和评估。

三、颅内动脉瘤的病理生理

颅内动脉瘤的形成、发展和破裂与遗传、环境、年龄、性别、吸烟、高血压、高血脂、动脉粥样硬化以及血流动力学改变等多重因素有关。近年来，随着研究的不断深入，有学者认为，血流动力学改变、血管内皮损伤和血管壁炎症等因素的变化与颅内动脉瘤的发生、发展相关。血流动力学因素参与颅内动脉瘤形成的观点已得到普遍认同。Sforza 等研究显示，血管内壁剪切应力（wall shear stress，WSS）、血管壁压力、血流速度等相关血流动力学影响因素，在颅内动脉瘤的形成、生长和破裂过程中起着重要的作用。颅外动脉的三层结构由内向外依次为内皮细胞构成的内膜层、平滑肌细胞构成的中膜层、胶原纤维构成的外膜层，其中发育良好的内弹力层将内膜与中膜分开，但缺乏外弹力层，或只能见到少量的弹力纤维散在于外膜与中膜之间。因此，颅内动脉瘤的形成可能与内弹力层结构改变有关。目前的观点认为，内弹力层先天性缺失或者由后天因素（如动脉粥样硬化、血流动力学因素、炎症等）引起的内弹力膜退行性改变是颅内动脉瘤形成的最主要因素。

第二节　脑血管痉挛评估

一、颅内动脉瘤破裂的病理生理学变化

颅内动脉瘤破裂后，导致蛛网膜下腔出血（SAH）、

颅内血肿、颅内压升高等继发性病理改变。SAH 又可能继发脑血管痉挛（CVS）、脑梗死，加重脑水肿甚至发生脑疝等；SAH 后继发的全身性代谢改变，如水和电解质紊乱、胃肠道出血、肺水肿、肾功能衰竭等，均增加了 aSAH 患者的预后风险。

二、脑血管痉挛的发生机制

SAH 引起的 CVS 一直是神经科学领域的研究热点之一，现已部分解决了 CVS 的诊断、治疗及预防等问题，但依然存在一些难以理解及亟待解决的问题。CVS 是 aSAH 之后最常见的并发症，约 70% 的 aSAH 患者会发生 CVS，36% 的患者会出现症状性脑缺血，患者因 CVS 的死亡率增加 1.5~3.0 倍。aSAH 后的 CVS，使颅内动脉收缩，病变动脉供血区域脑血流量减少，继发脑梗死，出现迟发性缺血性神经功能障碍（delayed ischemic neurological deficit，DIND），伴随肢体运动和 / 或语言功能及意识障碍。如果患者为重度且持续存在 CVS，其预后很差。因此，及早发现并治疗 CVS、预防 aSAH 继发脑缺血性脑血管病变具有重要的临床意义。

SAH 后继发 CVS 的机制相对复杂，临床上通常分为两个主要机制。①物理刺激：SAH 后血液对血管壁的机械刺激、血凝块对血管壁的压迫、物理和化学刺激，颅内压升高对血管及脑组织的压迫；②化学刺激：SAH 后蛛网膜下腔内的血红蛋白氧化为高铁血红蛋白并释放自由基、各种血管活性物质（5- 羟色胺）、儿茶酚胺、血红蛋白等致痉挛因子，导致颅内动脉单支或多支、一侧半球或双侧半球、单纯前循环动脉或后循环动脉,或前后循环动脉先后或同时发生 CVS;③其他因素:血管炎症或免疫反应、交感与副交感神经调节的失衡、脑血流自动调节功能的异常等。

三、脑血管痉挛的检测

通常症状性 CVS 的标志是在 SAH 后新出现的且不能用脑水肿或再出血解释的局灶性病变。通常临床观察显示,SAH 后 3 天内 DSA 很少发现 CVS,如果出现 CVS,则临床预后较差。通过 DSA 发现脑血管狭窄,但未出现相应的神经功能缺损,为 DSA 性血管痉挛(angiographic vasospasm);如果出现临床症状则为症状性血管痉挛(symptomatic vasospasm),可导致迟发性神经功能损害。

如何早期发现 CVS 并使患者得到及时、有效的治疗,是临床神经内、外科医师所关注的。目前,检测 CVS 的方法主要有 MRA、CTA、DSA 及 TCD 或 TCCS/TCCD。DSA 显像直观,是目前诊断 CVS 最可靠的方法,但 DSA 具有一定的损伤性,不易重复。TCD 或 TCCS/TCCD 可以实时、动态评估脑血流动力学变化,具有无创伤性、可重复检查的特点,特别是便携式 TCD 仪器,更方便 SAH 的随诊观察,对于 SAH 后 CVS 患者的发生、发展与治疗预后的动态评估与随访,具有独特的优势。

（一）CVS 的血管影像评估

1. MRA 检查 MRA 是一种既能显示血管形态又无创伤的检查方法。MRA 无须对比剂即可对颅内血管进行成像,尤其适于肾功能受损的患者,也可适用于继发 SAH 的孕妇检查。但是,动脉瘤行夹闭术后的患者则不适于行 MRA 检查。MRA 精准性不如 DSA。1997 Tamatani 等报告,常规 DSA 发现 CVS 的患者中有 86.4% 的患者可在 MRA 上发现 CVS。MRA 检查时间长,不适于 SAH 危重症患者的检查与复诊。

2. CTA 检查　CTA 通过静脉快速注射对比剂,对目标区域进行动脉成像检查。由于 CTA 成像速度快,创伤小,可与首次 CT 同期进行。CTA 检查比 DSA 更为快捷、创伤较小,同时已被证实对较大动脉瘤的敏感性接近于 DSA(当动脉瘤 ≥ 5mm 时,CTA 的敏感性高达 95%~100%)。CTA 图像包括从枕骨大孔至 Willis 环上及 MCA 的分叉处等,通过三维脑血管成像可以评价脑和颅底骨性结构及血管结构,为手术治疗计划的实施提供客观信息。常规 CT 扫描并不能直接发现 CVS,但可通过其他征象来判断发生 CVS 的风险。但是,CTA 技术操作是静脉快速注射对比剂,受检患者需要到专用的检查室,肾功能异常的患者不适宜。

3. DSA 检查　在 DSA 检查过程中,可以同期进行血管内治疗等。DSA 可以清晰显示脑血管各级分支走行和形态,动脉瘤的位置、大小或畸形血管的形态分布,为治疗方案的选择与实施提供客观依据。术者在检查动脉瘤的同时可以行动脉瘤栓塞术。因此,DSA 被作为诊断动脉瘤及 CVS 的金标准。

但是,DSA 是有创检查,价格相对昂贵,操作复杂,搬动患者可诱发 CVS 等,在一定程度上限制了 DSA 的临床应用,甚至有时不被患者接受,并且神经系统并发症的发生率为 1.0%~2.5%。

(二) CVS 的 TCD 评估

TCD 可作为动态观察 CVS 发生、发展、预后评估的重要手段。有检查仪器小、可以床边检查、无创的优势,可以作为 SAH 后 CVS 的重要评估方法。

TCD 检查同样存在局限性,不能检测颅内小动脉血流,老年人颅骨骨质化程度高对超声衰减严重,颅内血管生理的异常等不能检测到多普勒信号,都会给临床诊断带来一定的困难,此时需要其他检查或结合临床症状做进一步判断。但对于颅骨透声不良的老年患者,手术侧可获取多普勒血流信号。

1. **仪器及检测方法** TCD 对于 SAH 患者的 CVS 用常规方法检测 ICA 颅外段(4MHz 探头)及颅内 Willis 环主干血管(1.6~2MHz 探头),频谱以最清晰、最大血流速度取样。分析各颅内动脉主干的收缩期峰值血流速度、平均血流速度、舒张期末血流速度、PI、RI、频谱形态及音频改变特征记录等。

2. **TCD 评估 CVS 标准** TCD 对于 SAH 后 CVS 的评估主要依据血管痉挛指数(lindegaard index),即同侧 MCA 血流速度参数及其与颅外段 ICA 的流速比值。通常检测 MCA 平均血流速度(mean flow velocity of MCA, Vm_{MCA})>120cm/s 可界定 CVS 的发生。并根据 MCA 的 Vmean 测值,评估 CVS 的程度。①轻度 CVS:Vm_{MCA} 在 120~140cm/s;中度 CVS:Vm_{MCA} 在 140~200cm/s;重度 CVS:Vm_{MCA}>200cm/s,血流频谱紊乱伴涡流频谱及异

常血流声频(高频性血管杂音); ②计算同侧 MCA/ICA 颅外段 Vmean 比值确定 CVS 的程度: 轻度 CVS,MCA/ICA 颅外段 Vmean>3 ;MCA/ICA 颅外段 Vmean >6 为重度 CVS。③受检动脉的 Vmean 动态递增,每日增加超过 15~20cm/s 说明 CVS 的程度加深。

SAH 可导致一系列病理生理的改变,例如 CVS、颅内压(intracranial pressure,ICP)升高、脑血流量下降、脑血管自动调节机制障碍、脑血管 CO_2 反应性受损等。脑血流量与脑血管管径密切相关,血管管径的微小变化即可产生严重的不良后果。如果局部血流量低于血管维持膜完整性的临界水平,即可发生脑水肿、脑梗死。

正常情况下,血细胞在血管内呈层流运动,即管腔中央流速相对快、血细胞数量多,而周边流速慢、血细胞数量少。CVS 常发生在动脉主干、蛛网膜下腔积血较厚的区域,可表现为局限性、节段性或弥漫性血管痉挛。由于 CVS 多由载瘤动脉的近段向远段扩展,痉挛程度以动脉近段最重,离动脉瘤较远的部位痉挛较轻或不发生痉挛。

脑血流速度检测是反映 CVS 最直观的一项参数,由于 MCA 是由 ICA 直接延续,不参与 Willis 环的组成。MCA 的血供占大脑半球血流量的 80% 左右,MCA 是最适于 TCD 检查的动脉。DSA 显示有 CVS 者,Vm_{MCA} 一般都超过 120cm/s; 如超过 140cm/s 则预示将发生 DIND;超过 200cm/s 者多数将发生脑梗死,此时血管径狭窄多超过原始管径的 50%。早期脑动脉血流速度增加越快,发生 CVS 的可能性越大,血流速度的增加常常先于神经功能缺损症状的出现。SAH 后 CVS 的发生率很高,但导致死亡或致残的是足以产生临床症状的 CVS。通常 CVS 的发生多数在发病 2~4 天,高峰期在 8~14 天,且与患者的 Hunt-Hess 分级呈正相关。图 6-2-1 为一例重度 CVS 的患者,ICA 颅外段向颅内灌注的阻力明显升高,MCA/ICA 颅外段平均血流速度比值达 8.5。

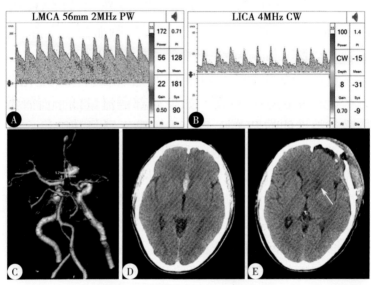

图 6-2-1 动脉瘤 SAH 病例分析

患者女性,46 岁。aSAH 2 天,左侧 ACoA 动脉瘤,Hunt-Hess Ⅱ级。A. SAH 后第 2 天 TCD 检测结果。左侧大脑中动脉(LMCA)峰值血流速度(Sys) 181cm/s、平均血流速度(Mean)128cm/s、舒张期末血流速度(Dia)90cm/s、血管搏动指数(PI)0.71、血管阻力指数(RI)0.50。B. 左侧 ICA 颅外段 (LICA)峰值学流速度(Sys)31cm/s、平均血流速度(Mean)15cm/s、舒张期末血流速度(Dia)9cm/s、血管搏动指数(PI)1.4、血管阻力指数(RI)0.70。 LMCA/LICA 比值达 8.5,提示重度血管痉挛。C. CTA 显示 ACoA 动脉瘤 (偏左 ACA),左侧大脑前动脉(LACA)及 MCA 显影纤细,提示重度 CVS。 D. 前交通动脉(ACoA)动脉瘤术前(SAH 2 天),CT 未见明显缺血灶。 E. 术后 8 天,CT 复查显示左侧基底节区缺血灶(白色箭头)。

SAH 导致 CVS 时,在脑血管自动调节功能良好的状态下,颅内阻力血管出现反应性扩张,PI 下降,并随血流速度的增快而相应降低,TCD 表现为"高速低阻"血流频谱特征。若 CVS 伴血管阻力升高,PI 升高,特别是舒张期末血流速度减低的患者,应高度怀疑颅内压的增高。国内有研究报道,aSAH 患者中 12.8% 表现为 PI 升高,收缩峰值增加,舒张期末血流速度减低或低平,MCA 的平均血流速度尚正常、或减低 / 升高呈不稳定性改变,单纯依据脑动脉血流速度的改变判定有无 CVS,特别是手术侧经过血肿清除甚至去骨瓣减压等处理的患者,要注意非手术侧的 PI 的升高,说明 CVS 可导致脑供血障碍,加重颅内压升高。颅内压的升高,进一步增加脑血流灌注的降低,TCD 检查发现血流速度的相对减低,特别是舒张期末血流速度的减低,但是血管搏动指数与血管阻力指数明显升高(图 6-2-2),提示颅内压明显升高,将导致患者不同程度的神经功能损害,患者预后不良或死亡。因此,TCD 对于 SAH 后 CVS 的检查评估,应联合 MCA 峰值、平均血流速度、舒张期末血流速度及 PI 和 RI 的动态变化,通过 MCA/ICA(颅外段)比值的技术,客观判断 CVS 的病程与程度的相关性;强调患侧与健侧血流动力学参数比较;治疗前、后比较;提高 TCD 对 CVS 评估信息的客观性与准确性。国际上有学者研究报道,SAH 易并发 CVS,ICP 增高可加重 CVS,ICP 增高的程度与 CVS 的持续时间呈正相关,及时纠正 ICP 增高可以减轻 CVS 的程度。

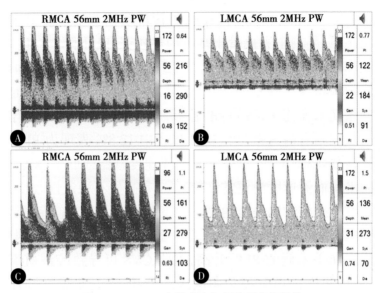

图 6-2-2　TCD 血管痉挛与颅内压变化评估

患者男性,31 岁。右侧颈内 - 后交通动脉瘤。SAH 后 2 天,动脉瘤夹闭术后 1 天,嗜睡,TCD 检测结果:A. 右侧大脑中动脉(RMCA)峰值血流速度(Sys)290cm/s、平均血流速度(Mean)216cm/s,舒张期末血流速度(Dia)152cm/s,血管搏动指数(PI)0.64,血管阻力指数(RI)0.48。MCA/ICA 颅外段 =7.6。B. 左侧大脑中动脉(LMCA)峰值血流速度(Sys)184cm/s、平均血流速度(Mean)122cm/s,舒张期末血流速度(Dia)91cm/s,血管搏动指数(PI)0.77,血管阻力指数(RI)0.51。MCA/ICA 颅外段 =5.2。患者行动脉瘤夹闭术后 5 天,浅昏迷,TCD 检查结果显示颅内压明显增高,重度 CVS。C. 右侧大脑中动脉(RMCA)峰值血流速度(Sys)279cm/s、平均血流速度(Mean)161cm/s,舒张期末血流速度(Dia)103cm/s,血管搏动指数(PI)1.1,血管阻力指数(RI)0.63。MCA/ICA 颅外段 =7.2。D. 左侧大脑中动脉(LMCA)峰值血流速度(Sys)273cm/s、平均血流速度(Mean)136cm/s,舒张期末血流速度(Dia)70cm/s,血管搏动指数(PI)1.5,血管阻力指数(RI)0.74。MCA/ICA 颅外段 =5.3。

既往的研究表明,约 2/3 的 SAH 患者在 DSA 检查过程中发生 CVS,由于 SAH 患者的发病时程不同,CVS 的程度亦不一。因此,对于 SAH 患者,应推荐及时进行 TCD 检查,发现 CVS,特别是重度 CVS 的患者,减少因实施 DSA 的检查而加重 CVS,延长 CVS 病程,增加患者不良预后的风险。

TCD 对于 CVS 的检查有较强的技术依赖性(操作与临床分析相结合的能力),需要每个检测机构遵循操作规范并进行质量控制。多普勒超声是通过颅骨骨缝检测血流信号,对于骨缝闭合、颞窗探测不理想者,术前评估需经眼窗检测(探头发射功率在 5%~20%)。术后手术侧(去骨瓣或术后骨缝)TCD 评估相对容易检测。在进行 3H(高血压、高血容量和高渗透压)治疗时,TCD 对于 CVS 血流动力学参数的评估,特别是血管痉挛指数(Lindegaard 指数)具有很高的诊断价值。美国神经外科专家委员会确定 TCD 对 CVS 的诊断价值(A 类、II 级证据),认为其对识别严重 CVS 有着非常高的准确性。

第七章
颅内压增高经颅多普勒超声评估

颅内压增高是临床各种重症脑病患者的严重并发症。早期发现并监测颅内压变化,对于重症脑病变患者治疗手段的选择,具有重要临床价值。

第一节 颅内压增高的定义及分类

一、颅内压增高的定义

正常人颅腔内有三种内容物,包括脑组织、脑脊液和血液。颅腔内容物对颅骨腔内壁产生的压力即为颅内压(ICP)。ICP 的稳定是保证人类中枢神经系统完成各种生理功能的必要条件。

正常成年人颅内压的标准是在侧卧位测量的平均脑脊液压力(ICP),成人为 0.7~2.0kPa(5~15mmHg),儿童为 0.5~1.0kPa(3.5~7.5mmHg),当平均脑脊液压力>2.0kPa(15mmHg)时,称为颅内压增高。

二、颅内压增高与临床

颅内压增高是临床常见的许多疾病所共有的一组症候群。根据 ICP 与颅内内容物体积的相关性,临床常见 ICP 增高的原因有如下几点。

1. **脑血流量增加**　各种全身性或颅内病变导致的血管扩张、血压升高引起的脑血流灌注增加,继发脑血流量的升高。

2. **颅腔狭小与脑组织体积的增大**　颅骨先天性病变和畸形、颅骨异常增生症、外伤性广泛凹陷性颅骨骨折等,都可引起颅腔变小,导致 ICP 的增高。颅内占位性病变(肿瘤、出血后血肿形成、重症脑病变脑水肿等)导致脑组织体积的增加,引发 ICP 的增高。

3. **脑脊液量增多**　脑室系统和蛛网膜下腔循环通路发生阻塞时,使脑脊液不能发生置换以缓冲颅内病变而造成 ICP 增高。

三、颅内增升高的分类

临床上根据 ICP 增高的病变特征或病程分为弥漫性 ICP 增高及局限性 ICP 增高、急性和慢性 ICP 增高及良性 ICP 增高。

1. **弥漫性颅内压增高**　多数患者由颅腔狭小或脑实质普遍性的体积增加引起。其特点是颅腔内各部位及各分腔之间无压力差,进行脑室造影、颅脑 CT 等影像检查成像,脑组织及中线结构没有明显移位。临床常见各种原因引起的弥漫性脑膜炎、弥漫性脑水肿、交通性脑积水等造成的颅内压增高。弥漫性颅内压增高通常预后相对良好,脑组织能耐受的压力限度较高,可通过生理调节而得到缓冲,压力解除后神经功能恢复较快。

2. **局限性颅内压增高** 多数原因为颅内某一部位有局限性占位病变,在病变部位压力首先增高,逐渐使其附近的脑组织受压而发生移位,并把压力传向远处,在颅内各分腔之间出现压力差,这种压力差是导致脑室、脑干及中线结构移位的主要原因,常见于颅内各种占位性病变,如肿瘤、脓肿、囊肿、肉芽肿等。局限性颅内压增高多数患者的自动调节功能较差,可耐受的压力限度较低,压力解除后神经功能恢复较慢,预后不良者多见。

由于颅内压增高导致脑血流灌注下降,继发脑缺血、缺氧,引起一系列相关的脑功能障碍;同时,随着颅内压增高的时程延长,可导致患者脑实质出现不对称、移位,甚至脑疝,危及患者的生命。因此,及早发现颅内压增高并采取及时有效的治疗具有重要的临床意义。

第二节 经颅多普勒超声对颅内压的监测

一、颅内压监测

颅内压监测可以帮助判断患者颅脑损伤的程度,指导降低颅内压措施的选择,对减少继发性脑损害和改善患者预后具有重要作用。颅内压监测方法可以分为有创监测和无创监测两大类。

1. **有创监测** 目前神经外科临床均采用有创颅内压监测,如硬脑膜外测压、脑室测压等,需行开颅手术,颅内感染、脑脊液漏、颅内出血等并发症较多,技术要求较高。硬脑膜外监测颅内压,可以避免硬脑膜穿孔,减少感染和出血,但因硬脑膜缺乏弹性,不能很好地传递颅内压,误差较大。神经内科临床则沿用传统的腰椎穿刺法测定颅内压,虽然简便易行,但对患者有创伤,另外,存在并发低颅压、颅内感染等风险,且腰椎穿刺的适用范围有限,当患者病情严重不能配合或有脑疝危险时,腰椎穿刺为禁忌。一些疾病(如颅内感染等)容易出现蛛网膜粘连或脑脊液循环梗阻,腰椎穿刺测定的压力并不能反映真实的颅内压。近年来,尽管气体传导性测量技术和计算机技术的引入使颅内压监护的安全性、可靠性等方面有较大的改进和提高,但颅内压的测量仍不能用于对一般患者的无创功能性检查,临床十分需要颅内压无创监测技术。

2. **无创监测** Mick 研究报道了用固体(骨骼)的动力学振动特性测量 ICP。通过一个力学振荡器在颅骨的一个部位上施加力学刺激,对产生的机械振动波进行分析从而得出颅内压值。Allocca 研发了一种无创颅内压监护方法,其原理是,将颈静脉与脑组织设定为一个系统,在血管阻塞后测得的静脉压等于颅内压的假设。

颅内压增高时,头颅 CT 可发现颅内占位性病变伴中线移位、严重脑积水或脑水肿伴基底池模糊不清。影像学检查是诊断颅内压增高的重要手段,但其仅能反映颅内压增高的晚期征象。

二、TCD 与 ICP 监测

1. **脑灌注压与血压的相关性** 前文已述及,脑血流量是 ICP 的重要组成部分。正常人脑血流的有效灌注依赖于脑灌注压(CPP)的稳定。CPP 与正常平均动脉压(MBP)、ICP 密切相关,即 CPP=MBP−ICP。MBP 与动脉收缩压(SBP)及舒张压(DBP)相关,即 MBP=(SBP−DBP)/3+DBP。

2. **脑血流量与脑血管阻力** 正常人脑血流量(cerebral blood flow,CBF)与 CPP 成正比,与脑血管阻力(cerebral vascular resistance,CVR)成反比,即 CBF=CPP/CVR;CBF=(MBP−ICP)/CVR。CVR 与血管搏动性及周围血管阻力相关。流体力学研究证实,动脉血管的阻力可以通过血管搏动指数(PI)与阻力指数(RI)的测定进行评估,即 PI=(PSV−EDV)/Vmean;RI=(PSV−EDV)/PSV。

3. **TCD 血流动力学参数与 ICP 监测** 应用 TCD 可以无创、实时动态监测脑血流动力学改变,定性评估颅内压的变化。既往的研究证实,TCD 检测脑动脉血流速度与脑血流量的变化存在密切相关性,采用 PI 及 RI 可以实时监测 CVR 的变化与脑血流灌注。对于脑血管自动调节功能尚正常的患者,当 ICP 增高时,CPP 相对减低,引发脑小动脉扩张,使 CVR 减小,以保持脑血流灌注相对恒定。随着 ICP 的继续增高、CVR 增加,CCP 随血压的变化出现明显的改变。当 DBP 下降幅度大于 SBP 下降水平时,脉压增大,将使 PI、RI 进一步增高,CVR 明显增加,最终导致 CPP 的明显下降,意味着脑血管自动调节功能丧失,脑循环明显减慢,甚至脑循环停止-脑死亡。因此,采用 TCD 或 TCCS/TCCD 对 PSV 与 EDV 的动态变化的检查,PI 与 RI 的监测,对于 ICP 增高的患者,是评估病情的重要参数指标。图 7-2-1 是 1 例患者因坠楼继发 SAH 后导致的 CVS 并发 ICP 增高的 TCD 检查结果。双侧 ICA 颅外段流速均减低,PI 与 RI 均增高(图 7-2-1A、B);双侧 MCA 峰值血流速度升高,但舒张期末血流速度明显减低,PI 与 RI 明显增高(图 7-2-1C、D),右侧 MCA/ICA 比值为 12;左侧 MCA/ICA 比值为 9.5,提示重度血管痉挛。因此,该患者因继发 SAH 后的 CVS 导致 ICP 增高,颅外 ICA 血流下降,脑血流灌注阻力明显增高。

　　上文中所述患者继发 SAH 72 小时后,虽经过积极救治但病情进一步加重,双侧瞳孔散大、光反应消失。图 7-2-2 是通过 TCD 记录该患者 3 分 37 秒内从重度 ICP 升高至脑死亡的脑血流动力学参数及脑血流频谱动态变化过程。

　　TCD 无创性监测 ICP 和 CPP 不仅能反映 CBF 动态变化,而且能判断 CBF 自动调节功能异常、脑血管痉挛的发生与发展,从而指导临床治疗与预后判断。国际、国内研究均证实,通过 TCD 检测 MCA 血流频谱特征,发现颅内高压时收缩期低速单峰至无血流的典型特征,PI>4.0 可提示脑死亡。TCD 对脑死亡诊断的敏感性为 91%~99%,特异性为 100%。因此,用 TCD 能发现颅内高压进展为脑血液循环停止的典型特征,对于评估严重脑循环障碍、脑死亡时脑血流循环阻滞是有价值的,而发现颅内高压时出现的特征性 TCD 频谱,也提示用 TCD 进行无创监测颅内高压的可行性。

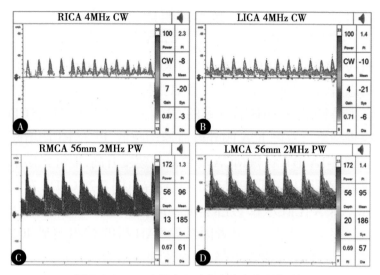

图 7-2-1 TCD 颅内压升高血流参数测定分析

患者男性,35 岁。因高空坠落后昏迷 1.5 小时入院。A. 入院后 TCD 检查,右侧颈内动脉颅外段(RICA)峰值血流速度(Sys)20cm/s、平均血流速度(Mean)8cm/s、舒张期末血流速度(Dia)3cm/s、PI 2.3、RI 0.87;B. 左侧颈内动脉颅外段(LICA)峰值血流速度(Sys)21cm/s、平均血流速度(Mean)10cm/s、舒张期末血流速度(Dia)6cm/s、PI 1.4、RI 0.71;C. 右侧大脑中动脉(RMCA)峰值血流速度(Sys)185cm/s、平均血流速度(Mean)96cm/s、舒张期末血流速度(Dia)61cm/s、PI 1.3、RI 0.67;D. 左侧大脑中动脉(LMCA)峰值血流速度(Sys)186cm/s、平均血流速度(Mean)95cm/s、舒张期末血流速度(Dia)57cm/s、PI 1.4、RI 0.69。

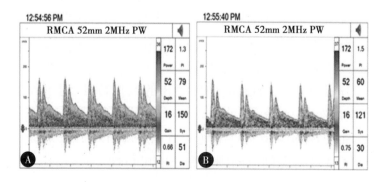

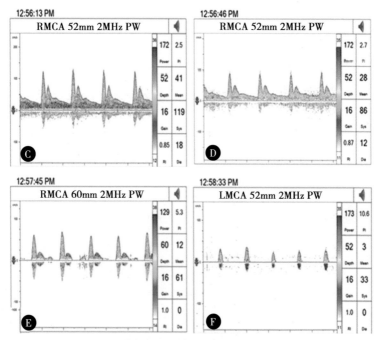

图 7-2-2　重度颅内压增高至脑死亡的 TCD 检查结果

患者男性,35 岁。因高空坠落后昏迷最后 3 分 37 秒内 TCD 记录患者的右侧大脑中动脉(RMCA)脑血流动力学参数的变化。A~D. 时间 12 :54 :56~12 :56 :46PM,峰值血流速度(Sys)从初期的 150cm/s 降至 86cm/s,舒张期末血流速度从 51cm/s 降至 12cm/s,PI 从 1.3 升高至 2.7,RI 从 0.66 升高至 0.87 ;E、F. 时间 12 :57 :45~12 :56 :46PM,患者 MCA 舒张期血流消失为 0,峰值血流速度由 61cm/s 降至 33cm/s,PI 从 5.3 升高至 10.6,RI 由 D 检查结果 0.87 升高至 1.0,血流频谱从"振荡"形进入单峰形改变,即脑死亡典型血流频谱。

第二篇
颈部动脉超声

颈部动脉超声是基于二维灰阶显像、彩色多普勒和／或能量多普勒血流成像、频谱多普勒参数联合检测评估的多模式检查方法。对动脉结构、血流充盈及血流动力学进行实时检查评估的技术已广泛应用于临床对动脉或静脉血管病变的筛查诊断。本篇主要介绍颈动脉解剖、超声检查方法、脑卒中相关的动脉粥样硬化性狭窄、闭塞病变的检查及血运重建治疗后的超声评估。

第八章

颈部动脉解剖

根据颈部动脉对颅内脑血流供应区域的不同,颈部动脉可分为向前循环供血的颈总动脉(common carotid artery,CCA)、颈内动脉(ICA)、颈外动脉(ECA)与向后循环供血的椎动脉(VA)、锁骨下动脉(SA)及向前、后循环均供血的无名动脉(innominate artery,INA)。

第一节　颈部前循环供血动脉解剖学基础

颈部前循环(颈内动脉系)供血动脉包括 CCA、ICA、ECA(为颜面部供血)。在 CCA、ICA 发生狭窄或闭塞性病变时,通过 ECA 侧支可以向 ICA 供血,了解颈部正常解剖学结构特征是超声医师检查评估颈动脉病变的重要基础(图 8-1-1)。

一、颈总动脉

正常人右侧 CCA 约在胸锁关节水平,起源于头臂干(无名动脉),左侧 CCA 直接起源于主动脉弓。双侧 CCA 走行于胸锁乳突肌内侧缘,在甲状软骨水平上缘或第四颈椎椎体水平,分出 ICA 和 ECA(图 8-1-1),CCA 分叉水平具有明显的个体差异性。CCA 正常管径为 6~8mm,随着年龄的增长相对增宽,但不应超过 1.10cm。正常人前循环脑血流的 75%~80% 来源于双侧 CCA。

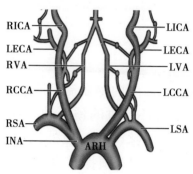

图 8-1-1　主动脉弓与颈动脉解剖模式

ARH: 主动脉弓;INA: 无名动脉;LCCA: 左侧颈总动脉;RCCA: 右侧颈总动脉;LICA: 左侧颈内动脉;RICA: 右侧颈内动脉;LECA: 左侧颈外动脉;RECA: 右侧颈外动脉;LVA: 左侧椎动脉;RVA: 右侧椎动脉;LSA: 左锁骨下动脉;RSA: 右侧锁骨下动脉。

二、颈内动脉

双侧 CCA 在甲状软骨上缘分出 ICA。ICA 近段局部扩张为颈动脉球部,其血管壁内的颈动脉窦具有人体压力与化学感受器。颈动脉球部具有独特的血流分层特征,沿动脉外侧壁为低速涡流(生理性)的血流流动模式,内侧壁为相对高速的血流,即颈动脉球部的血流动力学具有低速涡流特征,是颈动脉粥样硬化性病变形成的解剖学基础。颈动脉球部的大小和位置高低因人而异。CCA 的血液 70% 上行向 ICA 供应,30% 分流入 ECA,因此,正常情况下 ICA 管径大于 ECA,为 4.5~6.5mm。在颈动脉球部以远动脉走行相对平直,远段经颈动脉管口入颅。根据 ICA 的解剖位置分颅外段(颈动脉管口以下段)与颅内段(颈动脉管口以上段)。ICA 在颈部没有分支,入颅后沿蝶鞍外侧通过海绵窦上行,在颅内走行呈"S"形弯曲,即 ICA 虹吸弯。ICA 全程可以 5 段分法及 7 段分法(参阅第四章第一节相关章节内容及图 4-1-1)。

1996 年 Bouthillier 等提出沿血流方向标记 ICA 全程 C1~C7。ICA 入颅后的第一分支为眼动脉(ophthalmic artery,OA)。OA 是 ICA 与 ECA 之间侧支循环建立的重要途径。因此,ICA 重度狭窄或闭塞直接影响 OA 的血供,缺血性眼病的发生与 OA 的血流动力学异常相关。

三、颈外动脉

双侧 ECA 自 CCA 分出,位于 ICA 的前内侧,在颈部肌肉三角区内上升过程中顺序分出甲状腺上动脉、舌动脉、面动脉、枕动脉、咽升动脉、颞浅动脉(superficial temporal artery,STA)、上颌动脉、耳后动脉八个分支。STA 也是 ECA 与 ICA 侧支建立的途径,枕动脉是 ECA 与 VA 的唯一侧支途径。上述 ECA 分支动脉是 ICA 颅外段重度狭窄或闭塞时,ECA 向颅内供血的重要侧支通路,也是 ECA 与 ICA 侧支建立的血流动力学标志。当血管超声检测 ICA 与 ECA 时,可以通过 STA 敲击试验加以区分;另外,STA 是颅内 - 外血管搭桥术的重要供血动脉。

第二节 颈部后循环供血动脉解剖学基础

一、锁骨下动脉

双侧锁骨下动脉（SA）为一对较粗大的动脉干。右侧 SA 正常起自 INA，位置较高。左侧 SA 直接起源于主动脉弓，较右侧长、管径较右侧细、位置较深（图 8-2-1）。双侧 SA 同样可能存在生理性起源异常，如右侧 SA 直接起源于 ARH。

二、椎动脉

正常人双侧椎动脉（VA）起源于锁骨下动脉第一段后上方，内径为 3.0~4.5mm。VA 经颈部向头部走行，于第六颈椎水平通过颈椎横突孔内上行，于枕骨大孔进入颅底。VA 在入颅底之前可分为颈段（V1 段）、椎间隙段（V2 段）及枕段（V3 段），入颅后为颅内段（V4 段）（图 8-2-1A）。在脑桥下缘，左右侧 VA 汇合形成一条粗大的基底动脉（BA）。根据 VA 的解剖位置分为颅外段（V1~V3 段）与颅内段（V4 段）（图 8-2-1B）。

正常人 VA 的起源及入颈椎横突孔的位置存在生理变异。其中 6% 的人直接发自主动脉弓，称为 VA 起源变异；若 VA 在第六颈椎以上穿越颈椎横突孔上行者，称为 VA 走行变异。

VA 的分支与 ICA 不同，ICA 是 CCA 直接延续，而 VA

是从 SA 呈直角分支发出。VA 相对于 SA 是非常小的分支
动脉,故正常 SA 的血流仅少量进入 VA。这种解剖学上
的差异,能够很好地解释颈动脉系统与椎 - 基底动脉系
统在血流动力学方面的差异,以及动脉粥样硬化形成血
管结构改变的特征性差异。VA 起始段动脉粥样硬化斑
块相对"规则"以"向心性"血管狭窄多见。

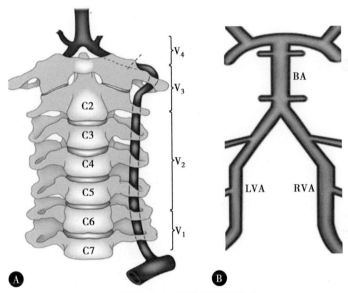

图 8-2-1　椎动脉解剖模式

A. 椎动脉颅外段。包括 V1 段(起始段)、V2 段(横突孔内段)、V3 段(枕
段)。C2~C7 为椎体;B. 颅内段椎动脉。左右侧椎动脉(LVA、RVA)汇合
为基底动脉(BA)。

三、无名动脉

　　无名动脉(INA)即头臂干,于主动脉弓右侧分出。
正常情况下右侧 CCA 和右侧 SA 由 INA 分出(图 8-2-1),

INA 是向前、后循环双重供血的动脉。当 INA 出现严重狭窄或闭塞性病变时,它可能导致右侧前、后循环血供异常,诱发脑缺血的发生。但是,在临床上 INA 的狭窄、闭塞性病变可以是动脉粥样硬化性,也可以见于大动脉炎性病变或主动脉夹层累及 INA。

第九章

正常颈动脉超声检查

颈动脉超声是对血管结构及血流动力学进行实时评估的方法,是颈动脉源性脑血管病变的一项重要筛查手段。它通过实时二维灰阶成像(gray scale imaging, GSI)、彩色多普勒血流成像(CDFI)、能量多普勒血流成像(PDI)及脉冲波(PW)多普勒频谱完成对颈动脉血管结构特征、血流动力学变化、血管狭窄及闭塞性病变的部位与程度的评估,特别是与脑血管超声的联合检查,可以精准评估缺血性颅内、外动脉血管病变。

第一节　检查适应证及注意事项

颈动脉超声检查是无创性检查,它不仅可以作为正常人群体检或脑卒中高危人群的院前或院内筛查手段,也可以作为脑卒中患者内、外科治疗前后评估与随访的手段。

一、检查适应证

1. **脑卒中高危人群筛查**　脑卒中危险因素包括高

血压、高血脂、糖尿病、冠心病、心房颤动或心瓣膜病、吸烟、很少进行体育活动、肥胖、脑卒中家族史等。具备上述危险因素≥3项，或有过短暂性脑缺血发作（transient ischemic attack，TIA）史、既往有脑卒中病史者均属于脑卒中高危人群。

2. **颈动脉粥样硬化性病变随诊**　颈动脉粥样硬化性病变患者的随诊，主要针对颈动脉内 - 中膜不均匀性增厚、粥样硬化斑块大小及斑块性质、不同程度颈动脉狭窄、规范化内科治疗患者复查。

3. **颈动脉狭窄或闭塞性病变治疗评估**　对实施颈动脉内膜切除术（carotid endarterectomy，CEA）、颈动脉支架及椎动脉与锁骨下动脉支架治疗、颅内 - 外血管搭桥术（EC-IC bypass）的患者进行术前、术中、术后评价与随访评估。

4. **其他**　颈动脉非粥样硬化性病变的筛查与治疗评估。例如，颈动脉夹层、颈部真性或假性动脉瘤、创伤性颈动脉病变等。

二、检查前的准备

1. **检查体位**　患者取仰卧位，颈枕高度适宜，患者颈部肌肉放松（不应无枕检查），检查部位充分暴露。检查一侧时，嘱患者头部略偏向对侧，颈部胸锁乳突肌非紧张状态下易于检查。

2. **相关检查及病史询问**　检查前应仔细询问患者病史，如患者首次发病时间、有无神经系统症状及脑缺血等相关临床表现，有无 CAS 或 CEA 病史。认真阅读相关影像学检查图片与报告。

三、检查设备

1. **探头选择**　颈动脉超声检查常规选择的探头有 3~7MHz、4~8MHz、3~9MHz、3~12MHz 等不同频率, 宽度为 30~50mm 的线阵探头。对于国人颈部短粗的特征, 建议选择宽度 30~38mm 的线阵探头为宜, 特别是双侧 VA 与左侧 CCA、SA 起始段病变的检查, 采用线阵探头检查较为困难时 (检查深度受限), 可选择 4~8MHz 微凸或 1~5MHz 凸阵探头, 特别是微凸探头的使用, 将明显提高颈部血管病变的检出率与准确性。

2. **仪器调节**　常规二维灰阶成像检查前, 应对灰阶、动态范围、伪彩模式 (个体化选择)、聚焦点 (2 点) 的位置、聚焦带宽度 (图像纵向深度的 1/2)、TGC 曲线 (近场 - 远场) 等仪器相关功能进行调节设置。

CDFI 或 PDI 调节主要针对速度标尺 (scale)、彩色血流增益、色谱类型、血流敏感性、壁滤波、色彩平滑度、色彩余辉等进行调节, 以提高清晰度。

PW 模式的调节主要是针对频谱的 FFT 进行适当调节, 以达到频峰、频窗与频带清晰, 自动计算流速时包络曲线清晰等, 扫描速度为 4s/ 每辐图像。

3. **检查动脉的完整性**　针对每一个体的颈动脉超声检查血管应包括: 双侧 CCA、双侧 ICA、双侧 ECA、双侧 VA、双侧 SA 及 INA 共 11 支动脉, 前循环供血动脉 (CCA、ICA、ECA)、后循环供血动脉 (VA、SA) 及右侧前、后循环双重供血动脉 (INA) 的一体化检查, 特别是对脑缺血患者及脑卒中高危人群的基本筛查常规。

4. **血流动力学参数检测**　超声常规检查是基于探头的选择、仪器的调节、二维灰阶成像、彩色多普勒血流成像和 / 或能量多普勒血流成像及频谱多普勒血流动力学参数的综合评估而完成的。血流动力学参数常规检查包括：收缩期峰值流速(peak systolic velocity, PSV)、舒张期末血流速度(end diastolic velocity, EDV)、血管阻力指数(RI)、血流加速度时间(acceleration time, AT)、狭窄段与狭窄以近段或以远段 PSV 或 EDV 的检查与比值的计算等。

第二节　颈部前循环供血动脉超声检查

一、颈总动脉

1. **二维超声**　双侧 CCA 正常超声检查, 首先在二维灰阶成像模式下, 分别以横切面(前后位、内外侧位或后前位)和纵切面从 CCA 近心段分支水平向远心段(头侧)连续扫查, 观察 CCA 管壁结构的完整性、内膜光滑性及是否有粥样硬化斑块的形成及其位置。正常 CCA 可以作为颈动脉血管结构观察的典型动脉, 其管壁结构分为内膜层(中等回声)、中膜层(低回声)和外膜层(高回声)。内 - 中膜的厚度(intima-media thickness, IMT)测量是内膜与中膜的联合厚度。

根据 CCA 的解剖走向, 以甲状腺(甲状腺肿大者除外)为标志可以对 CCA 进行初步的分段, 利于 CCA 病变位置的细化描述。①近段（下段、近心段）：右侧从 INA 分支水平至甲状腺下极；②中段：甲状腺上、下极之间；③远段（上段）：甲状腺上极至 CCA 分出 ICA 与 ECA 分支水平段。正常 CCA 在甲状软骨水平分出 ICA 与 ECA，呈典型横向"Y"字形结构特征，由于超声束成像切面与解剖结构的差异性，多数情况下无论正常人还是患者的二维灰阶成像难以获得典型的横向"Y"字形结构特征，并且，正常人颈动脉分叉位置高低存在个体差异，分叉位置较高者或 ICA 上行的生理变异，ICA 与 ECA 不能在同一切面显示，但是，标准化二维灰阶成像应包括 CCA 远段（分叉以下段）、颈动脉球部（CCA 分叉以上相对扩张段，也称颈动脉窦部）及颈内动脉近段（球部以上段）。当采用线阵探头不能完整成像者可采用微凸或凸阵探头检查，以减少病变的遗漏（图 9-2-1）。

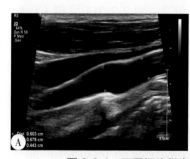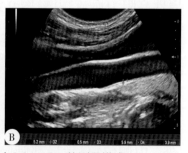

图 9-2-1　不同探头频率对 CCA、ICA 的测量模式

A. 线阵探头测量：CCA 远段内径 0.603cm，颈动脉球部内径 0.679cm，ICA 近段内径 0.443cm；B. 微凸探头测量：CCA 远段内径 5.2mm，IMT 0.5mm，ICA 球部内径 5.9mm，ICA 近段内径 3.9mm。

2. **彩色多普勒**　正常 CCA 在 CDFI 检查模式下，具有层流、单向、管腔中央为高流速、管腔周边近管壁处流速相对低的特征性彩色血流成像。

3. **频谱多普勒**　正常 CCA 多普勒频谱为窄带型，收缩期频窗清晰，血流频谱呈三峰型，即收缩期心脏射血达最高峰（第一峰）、心脏血流进入大动脉形成的血管搏动波（第二峰，第一峰高于第二峰）、心脏舒张早期波峰（第三峰），其后为稳定的持续低速单向血流。当受检者存在主动脉瓣关闭不全或脉压过大（>40mmHg）时，CCA 血流频谱可能出现舒张早期血流反向（与外周血管阻力高相关）。正常血流动力学参数检测应在 CCA 远段、ICA 与 ECA 分叉水平以下 1.0~1.5cm 进行，包括 PSV、EDV 和 RI。基于 CCA 的分支为 ICA 与 ECA，CCA 的血流频谱为相对高阻力性，阻力参数介于 ECA 与 ICA 之间（图 9-2-2A）。ICA 向颅内动脉供血，呈低阻力性频谱特征（图 9-2-2B）。ECA 为颜面部供血动脉，其频谱为典型外周性高阻力血流频谱（图 9-2-2C）。图 2-2-2D 呈现 CCA、ICA、ECA 的 CT 血管成像。

二、颈内动脉

1. **二维超声**　在 CCA 二维成像的基础上，沿 CCA 远段分叉处向上，声束向后外侧倾斜，由外侧指向内侧（外 - 内侧位）显示局部管腔相对扩张的 ICA 近段，即为颈动脉球部；将探头进一步向上移动，声束方向朝向后外上方，沿 ICA 血管解剖走行连续扫查 CCA 分叉 ICA 近、中、远段血管腔与血管壁结构，特别要注意使 ICA 入颅前段 ICA 解剖结构显像清晰。正常 ICA 颅外段超声检测长度可达 4.0~6.0cm，不能仅仅观察 ICA 近段血管结构(图 9-2-3A),还应注意调整检查声束角度,尽可能显示中 - 远段 ICA 的二维结构特征,减少病变的遗漏。特别是 ICA 走行迂曲的患者(图 9 2 3B)、CCA 分叉位置较高、肥胖伴颈部短粗的患者,可采用凸阵或微凸阵探头检查,避免 ICA 中、远段病变的遗漏。

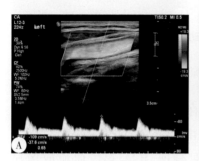
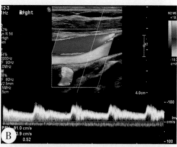
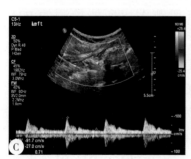
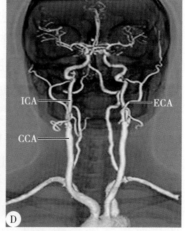

图 9-2-2　颈动脉频谱多普勒

A. 颈总动脉血流动力学参数检测。收缩期峰值流速(PSV)109cm/s,舒张期末血流速度(EDV)37.6cm/s,血管阻力指数(RI)0.65。B. 颈内动脉血流动力学参数检测。PSV 91cm/s,EDV 43.9cm/s,RI 0.52。C. 颈外动脉血流动力学参数检测。PSV 91.7cm/s,EDV 27cm/s,RI 0.71。D. CTA 颈动脉成像示颈总动脉(CCA)、颈内动脉(ICA)、颈外动脉(ECA)。

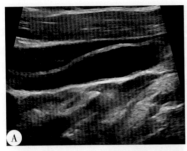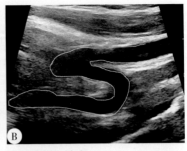

图 9-2-3 颈内动脉二维超声检查

A. ICA 近段二维成像;B. ICA 中远段迂曲走行呈 "S" 形弯曲显像

(黄色标识线)。

2. 彩色多普勒超声 在 CDFI 模式下,ICA 成像特征与 CCA 存在一定差异。由于 ICA 近段管腔相对扩张(颈动脉球部),导致血流相对减速,ICA 彩色血流成像显示低速涡流血流特征,出现红色(朝向探头)与蓝色(背离探头)相间的血流成像特征。球部以远 ICA 的 CDFI(近段至远段)为稳定的、管腔中心带流速高于周边血流的层流模式。ICA 近、中、远段范围以所能检测的 ICA 长度确定。对于血管走行弯曲者,应注意检查声束方向的调整,以获得相对清晰的 CDFI(图 9-2-4)。

3. 频谱多普勒超声 ICA 是前循环的直接供血动脉,RI 低于 CCA,PW 检查为低阻力性血流频谱,EDV 高于 CCA、ECA。ICA 参数检查包括:颈动脉球部的内径与血流速度参数,ICA 中 - 远段 PSV、EDV、RI。当存在 ICA 发育不良,或中、远段存在重度狭窄或闭塞性病变时,近段 ICA 的 RI 将明显升高。ICA 频谱多普勒特征参阅图 9-2-2B。

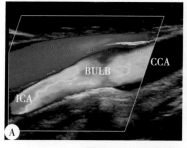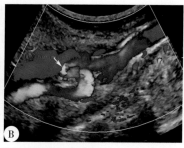

图 9-2-4　颈内动脉彩色多普勒血流成像

A.线阵探头彩色血流成像:ICA 的范围显示相对受限,但血流的高亮层流带(蓝色带血流)显示清晰;B.凸阵探头彩色血流成像:ICA 中远段显示清晰,并显示"S"形迂曲走向。

三、颈外动脉

(一) 二维超声

在 CCA 远段、探头声束向前内侧扫查,即可获得 ECA 成像。ECA 血管内径较 ICA 细,近段可探及分支动脉结构特征,如近段第一分支甲状腺上动脉最易检查,该动脉是 CCA 闭塞后 ECA 的主要侧支供血动脉,应特别注意 ECA 与甲状腺上动脉血流的方向变化。

(二) 彩色多普勒超声

在彩色血流模式下 ECA 显像,具有典型的外周高阻力性血流充盈成像特征,舒张期血流充盈明显低于 ICA。同时,ECA 主干及其分支动脉血流成像特征(图 9-2-5A)是鉴别 ICA 与 ECA 的重要血流成像特征。

(三) 频谱多普勒超声

由于 ECA 为外周血供特征,其血流频谱为周围动脉性特征,舒张期血流速度明显低于 ICA、CCA。但是,当 ICA 存在重度狭窄或慢性闭塞性病变时,ECA 的分支动脉通过逆向灌注 ICA 的分支眼动脉,建立 ECA-ICA 侧支循环通路,患侧眼动脉将出现代偿性扩张和血流速度的增加,血流阻力下降,RI 减低,呈现"颈内动脉化"血流改变(详见第十一章第三节相关内容)特征。采用颞浅动脉叩击试验,可以发现 ECA 频谱上出现与叩击动作一致的"震颤"波形(图 9-2-5B)。表 9-2-1 是鉴别 ECA 与 ICA 相关血管解剖的结构特征。

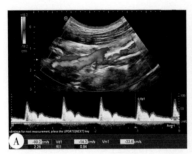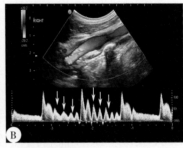

图 9-2-5　颈外动脉检测与鉴别

A. 颈外动脉及其分支结构彩色血流成像特征(上图),血流频谱为外周动脉型(高阻力性)(下图)。峰值血流速度(Vp1)90.2cm/s,舒张期末血流速度(Vd1)14.3cm/s,血管阻力指数(RI1)0.84,血管搏动指数(PI1)2.26。B. 颞浅动脉叩击试验,颈外动脉频谱内叠加"锯齿样"波形特征(箭头)。

表 9-2-1　颈外动脉与颈内动脉鉴别

分类	颈内动脉	颈外动脉
内径	较粗	较细
解剖特征	无分支	多个分支
检测位置	后外侧	前内侧
频谱形态	低阻力性	高阻力性
颞浅动脉叩击试验	血流频谱无变化	传导震颤性血流频谱

四、颈动脉解剖变异

1. 颈动脉分叉变异　正常 CCA 于甲状软骨水平（相对第三至第四颈椎水平）分出 ICA 与 ECA。当一侧或双侧 CCA 分叉位置距下颌角 <1.5cm 为高位分叉,若分叉低于甲状软骨水平为低位分叉。

2. 走行迂曲　非粥样硬化性动脉走行迂曲,如直角型、S 型、袢型、螺旋型等,对于这些走行迂曲的动脉,超声检查时应注意成像的完整性,选择不同频率的探头,对 ICA 颅外段全程完整性观察,避免病变遗漏(图 9-2-3B、图 9-2-4B)。

3. 生理性不对称性　双侧 ICA 管径不对称,一侧全程(颅外段至颅内段)均匀性纤细,内径较对侧 ICA 管径相对减小 ≥ 50%。血管壁三层结构均正常(图 9-2-6)。

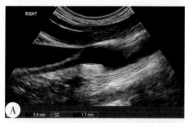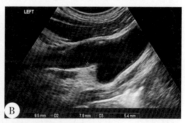

图 9-2-6　颈内动脉生理性不对称

A. 发育不良侧(右侧)颈动脉球部内径(D1)5.8mm,ICA 近段 - 远段均纤细,内径(D2)1.7mm;B. 正常侧(左侧)颈总动脉内径(D1)9.5mm,颈动脉球部内径(D2)7.9mm,ICA 近段内径(D3)5.4mm。

4. 颈总动脉分叉变异　可分为无分叉变异或低位分叉变异。正常人 CCA 与甲状软骨水平(男性喉结)

(第二至第三颈椎体)分支为 ICA 与 ECA,即颈总动脉分叉,其 70% 的血供直接经 ICA 向颅内动脉供血。CCA 分叉变异常见类型包括:①无分叉结构。如果通过二维超声模式经横切面、纵切面连续扫查及 CDFI 模式下, CCA 在上行过程中没有分支为 ICA 与 ECA,即为"无分叉"结构,CCA 直接向上走行延续为 ICA,向颅内供血。ECA 直接起源于无名动脉或主动脉弓,其分支结构正常。②低位分叉。CCA 分叉位置低于甲状软骨水平,CCA 总体长度明显缩短,ICA 与 ECA 相对延长,CCA 分叉易于检测。

第三节　颈部后循环供血动脉超声检查

正常颈部后循环供血动脉包括 VA 与 SA。INA 向右侧 CCA 和 SA 双重供血。

一、椎动脉检查

(一) 二维超声

以枕骨大孔为界,正常人 VA 解剖走行分颅外段与颅内段(参阅图 8-1-2)。正常人 VA 颅外段包括颈段(V1段)(图 9-3-1A)、椎间隙段(横突孔内段,即 V2 段)及枕段(经寰枢椎入枕骨大孔之前段,即 V3 段)。

正常 VA 检查有两种模式。第一,通过横切面在锁骨上窝自下而上检查,显示 VA 与同侧 CCA 呈平行圆形管征。管腔粗大者为 CCA,较细的管腔为 VA,VA 受横突孔的影响为节段性成像。第二,通过纵切面显示

CCA 长轴,以小范围前后移动检查方式,适度调整声束方向,显示 CCA 后方"节段性"动脉成像,即为 VA 的 V2 段。VA 管腔内为无回声,冻结图像并测量 VA 内径(图 9-3-1B)。由于 VA 位置靠后相对深,当二维结构显示清晰度较差时,可采用 CDFI 模式下测量。但是,不推荐为常规测量方式,因为 CDFI 模式下色彩外溢影响内径测量的准确性。在 V2 段成像的基础上,连续向 VA 远段检查至 V3 段(枕段),再下行重复检查至 V1 段起始(纵切面)与 SA 横切面的成像,注意观察 VA 起始段血管结构成像特征。

(二)彩色多普勒

在二维成像的基础上,以纵切面彩色血流成像显示 VA 节段性血流充盈特征,采用微凸或凸阵探头连续性扫查,可以将 VA 的 V2~V3 段完整成像(图 9-3-1C)。由 VA 向颅内供血,实时彩色血流成像具有收缩期与舒张期呈连续性血流特征。通过 CDFI 模式观察并补充二维结构显像的不清晰,对 V1 段、V2 段与 V3 段获取的完整血流成像进行分析,对于 VA 开口位置较深或 VA 起始段走行迂曲难以观察的患者,建议采用微凸或凸阵探头进一步检测,连续性成像,观察 VA 起始段及其进入横突孔的位置是否存在生理变异,包括起源(非 SA)异常(直接从主动脉弓)与走行变异(非第六颈椎横突孔内上行)等。

(三)频谱多普勒

椎动脉是向颅内供血的动脉,与 ICA 相似,具有"低阻力性"血流动力学特征(图 9-3-1D)。但是,血流速度相对低于 ICA。从椎动脉的 V1 段至 V3 段,血管阻力(RI)参数存在动态改变,V1 段阻力指数相对高于 V2 段、V3 段,V3 段相对高于颅内 V4 段;V4 段的 RI 与前循环基本一致。

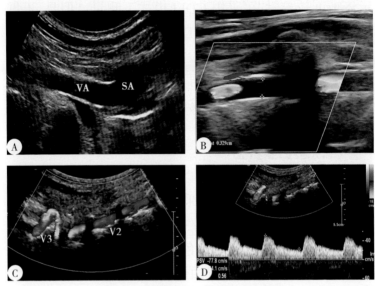

图 9-3-1　椎动脉不同节段 VA 声像

A.锁骨下动脉(SA)横切面,椎动脉(VA)V1 段纵切面二维成像;B.椎动脉横突孔内段内径测量,内径(Dist)0.329cm;C.彩色血流模式显示椎动脉横突孔内段(V2 段)至枕段(V3 段)的声像图特征;D.椎动脉横突孔内段或枕段(V3 段)血流动力学参数检测。收缩期峰值血流速度(PSV)77.8cm/s,舒张期末血流速度(EDV)34.1cm/s,血管阻力指数(RI)0.56。

(四)椎动脉解剖变异

1. 双侧 VA 管径不对称　一侧全程纤细,一侧相对增粗,正常人约有 25% 存在双侧椎动脉管径不对称性,也称一侧椎动脉优势供血型(图 9-3-2)。

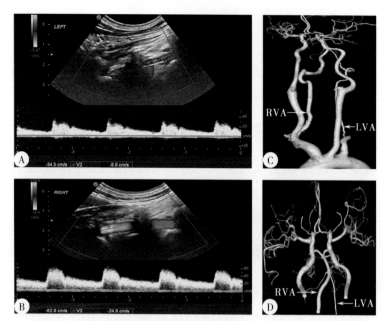

图 9-3-2　双侧 VA 生理性不对称

A. 左侧（LEFT）椎动脉椎间隙段血流充盈成像纤细（上图），高阻力性血流频谱特征（下图）。收缩期峰值流速（V1）34.5cm/s，舒张期末血流速度（V2）8.8cm/s。B. 右侧（RIGHT）椎动脉椎间隙段彩色血流充盈成像显示，血流束大于左侧（上图），流速高于左侧。收缩期峰值流速（V1）62.9cm/s，舒张期末血流速度（V2）24.6cm/s。C.CT 血管成像显示左侧椎动脉（LVA）全程纤细，右侧椎动脉（RVA）成像较 LVA 明显增粗。D. 颅内段椎动脉 CT 血管成像显示 LVA 较 RVA 明显纤细。

2. **椎动脉走行变异**　一侧或双侧椎动脉未经第六颈椎横突孔上行，经颈 5~6 或颈 4~5 或颈 3~4 椎间隙上行。

3. **椎动脉起源变异**　椎动脉未从锁骨下动脉分出，直接起源于主动脉弓，右侧起源于右侧 CCA、SA 之间，双侧 VA 解剖走行正常或变异，动脉内径对称或不对称。通常起源不正常者,VA 上行入横突孔位置也存在生理变异。

4. 椎动脉起点变异 一侧或双侧 VA 不是从 SA 的正上壁分支,而是在 SA 的下壁、后壁、前下壁或后下壁不同的侧壁分支上行。

上述 VA 变异类型的出现,相对增加了 VA 起始段病变的检查难度及血流动力学分析的难度,检查过程中应注意动态分析、双侧比较、不同频率探头联合应用检查,才能提高 VA 病变诊断的准确率。

二、锁骨下动脉

1. 二维超声 正常 SA 二维超声检查,右侧从 INA 开始,位置相对浅。在右侧锁骨上窝,声束方向与 SA 解剖走行一致,标准 SA 图像是 INA 与右侧 CCA 形成横向"Y"字形特征(图 9-3-3A)。由于 SA 从 INA 分出走行的角度存在差异性,有些人 SA 与 INA 及 RCCA 的二维成像不能在同一切面上显示,但应通过调整探头声束方向尽可能完整显示其解剖结构特征,减少病变的遗漏。左侧 SA 直接发自主动脉弓(图 9-3-3B),位置较深,检测相对困难,可采用微凸或凸阵探头,检出率明显高于单纯线阵探头。

2. 彩色多普勒 彩色血流成像模式下,可以进一步清晰显示右侧 SA、INA 与右侧 CCA 的横向"Y"字形结构特征。左侧 SA 彩色血流成像与左侧 CCA 伴行。通过 CDFI 观察 SA 血管结构与血流充盈的对称性,补充二维成像基础上的血管结构观察不全的缺点(特别是左侧 SA)，以提高 SA 近段病变的诊断准确率。

3. 频谱多普勒 SA 是上肢动脉的主要供血动脉，具有外周动脉血流频谱特征，即收缩峰高尖、舒张早期反向、中期低速正向、晚期负向的三相波或四相波典型的血流频谱特征。由于外周血管阻力的影响，可表现为窄带型频谱，内部无充填的二相、三相波型或四相波型血流频谱（图 9-3-3C），其远段腋动脉 -SA 移行水平段与近段血流频谱一致（图 9-3-3D）。当远段出现血流频谱异常时（低阻力性），说明近段 SA 存在重度狭窄或闭塞性病变（详见第十一章第四节相关内容）。

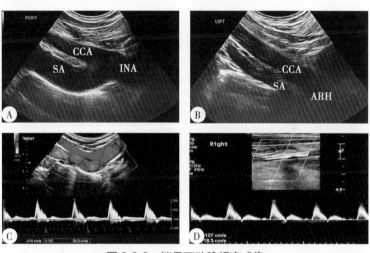

图 9-3-3 锁骨下动脉超声成像

A. 右侧（RIGHT）锁骨下动脉（SA）、颈总动脉（CCA）与无名动脉（INA）二维成像（横向"Y"字形）；B. 左侧 SA 与左侧 CCA 二维成像；C. 右侧锁骨下动脉（SA）近段多普勒频谱（三相波），收缩期峰值流速（V1）216cm/s，舒张期末血流速度（V2）35cm/s；D. 通常 SA 远段血流频谱为三相波，收缩期峰值流速（PSV）127cm/s，舒张期末血流速度（MDV）18.3cm/s。ARH：主动脉弓。

三、无名动脉

1. **二维超声** 无名动脉(INA)又称头臂干,其检测方法基于右侧 SA 基础上,声束向锁骨上窝 - 胸锁关节水平呈斜切面扫查,可以获得标准 INA 与右侧 CCA 及 SA 的典型纵切面成像(见图 9-3-3A)。

2. **彩色多普勒** 基于二维成像的基础上,以彩色血流显像模式进一步检查,显示 INA 与同侧 CCA 与 SA 形成典型横向"Y"字形血流充盈成像。

3. **频谱多普勒** 由于 INA 的分支为右侧 CCA 及 SA,其中 70% 的血液分流入 CCA,其血流频谱形态与 CCA 相似。但是,舒张期流速相对低于 CCA。

第十章

颈动脉病变超声检查

高血压、高血脂、糖尿病、吸烟、很少进行体育活动、肥胖等危险因素,均是颈动脉粥样硬化性病变的重要原因。根据国家卫生健康委员会(卫健委)脑卒中防治工程委员会针对脑卒中高危人群筛查项目的规定,具备上述 3 个危险因素者,或具有脑卒中家族史一项因素的患者均是脑卒中高危人群,应进行颈动脉粥样硬化的筛查。通过筛查,可以早期发现动脉粥样硬化的发生、发展与病变程度,使颈动脉粥样硬化狭窄、闭塞性病变患者得到早期治疗,减少颈动脉病变相关的缺血性脑卒中的发生率。根据病变的病因与病理机制的不同,临床将颈动脉狭窄、闭塞性病变分为动脉粥样硬化性病变与非动脉粥样硬化性病变。本章节主要介绍动脉粥样硬化性病变的超声检查。

第一节　颈动脉内 - 中膜增厚与斑块评估

动脉粥样硬化性病变的形成是一个从内皮的损伤、内 - 中膜的融合、斑块的形成到血管狭窄与闭塞的相对漫长的过程。但是,动脉粥样硬化与年龄、高血压、糖尿病、高血脂、吸烟、家族史、不健康的生活方式等因素密切相关,其中高血压、糖尿病、高血脂是重要的危险因素。近年来,动物实验、分子和细胞学等研究表明,动脉粥样硬化的形成是一个复杂的病理过程,血流动力学改变、血小板活化、血流剪切应力改变等,可以导致一系列免疫炎症反应与粥样斑块形成。斑块的破裂及血流灌注异常与脑卒中的发生、发展密切相关。

动脉粥样硬化斑块的基本组织结构包括:斑块表面致密的结缔组织形成的纤维帽、其下面覆盖的脂质核心和坏死碎片组织。脂质核心内富含类似“粥样”的胆固醇类物质。随着脂质核心的增大、表面纤维帽的厚薄不均,承受的血流剪切力的大小不同,导致纤维帽断裂,使动脉粥样硬化斑块破裂的危险性增加。

动脉粥样硬化斑块形成后,斑块破裂、出血与脂质的释出,一方面出现斑块表面纤维帽的完整性破坏,形成溃疡,血液中的有形成分沉积于溃疡斑块表面形成血栓,另一方面,血液中脂质的增多、斑块破裂后纤维帽的修复,使斑块不断增大,导致血管狭窄,或斑块表面血栓脱落导致颅内动脉栓塞,这些病理过程均是导致急性血栓事件的重要因素。准确评估动脉粥样硬化性病变的程度,为临床早期诊断与治疗可提供精准的评估手段,血管超声技术是近年来在临床得到广泛应用的重要方法。

一、颈动脉内 - 中膜增厚

颈动脉内 - 中膜厚度（IMT）是评估早期颈动脉粥样硬化的重要指标。以 CCA 二维纵切面为标准，IMT 的测量是内膜与中膜的垂直距离，正常人 IMT<1.0mm。在 CCA 远段、颈动脉球部、ICA 及 SA 近段动脉管壁最易发生。早在 2009 年国际上就有研究指出，以 CCA 远段 IMT 的测量结果为评估颈动脉粥样硬化的标准。IMT 增厚的判定，国内、外标准尚不统一。早期意大利学者 Prati 提出 IMT ≥ 1.0mm 具有病理学意义，是早期动脉粥样硬化的表现。IMT 增厚的超声检查发现，动脉内膜层与中层平滑肌融合，表现为节段性不均匀性增厚或广泛性弥漫性增厚，伴回声增强或不连续性的特征。此阶段的主要病理基础是血液中的脂质沉积于动脉内膜下，即动脉粥样硬化的早期改变——脂纹期。

IMT 增厚启动了动脉粥样硬化性病变的开始，斑块的出现是动脉粥样硬化的实质改变，斑块的反复破裂与修复过程是血栓形成、血管狭窄或闭塞等血流动力学改变、发生脑卒中的重要病理机制。

二、颈动脉粥样硬化斑块

（一）粥样硬化斑块的定义

早在 1893 年 Marchand 最先提出了"动脉粥样硬化"的概念，指出"脂肪变性和血管壁增厚的内在联系"。动脉粥样硬化性病变常常影响大动脉内膜层及中膜层，以内膜下斑片状增厚为特征；其最初期的病理改变是内膜下脂肪条纹样改变，是由动脉内膜与中层之间富含脂质的泡沫细胞积聚所致。随着时间的推移，脂肪条纹逐渐发展为纤维性斑块，即动脉粥样硬化出现的标志。

早在 2004 年 Touboul 等人就提出动脉粥样硬化斑块的超声定义，指出 IMT ≥ 1.5mm，或大于周围正常组织 IMT 0.5mm 或 50% 以上、局部凸向管腔者，可以定义为动脉粥样硬化斑块形成。

（二）动脉粥样硬化斑块超声检查

动脉粥样硬化斑块的检查，基于二维超声成像基础上对斑块的定位、定性与定量检测。其主要的评估内容包括：斑块位置、大小、形态、声波特征等。

1. **斑块位置**　首先根据颈动脉解剖学部位确定斑块的位置（参照第八章颈动脉解剖），其次是针对斑块在动脉管腔内的位置，即附着血管的侧壁位置细化描述评估。根据以下内容判定。

（1）根据检查声束方向判定：声束由前方向后方横切面扫查，可将斑块的位置分为前壁与后壁、前外侧壁与后内侧壁、外侧壁与内侧壁、前内侧壁与后外侧壁（图 10-1-1A）。由于斑块的大小、累及的范围与长度不同，对于斑块的位置应通过二维成像横切面动态观察，斑块较小者可能仅附着于某一侧壁上，若斑块较大，有可能是半环形或近环形，分布于动脉壁。斑块于管腔内的位置对于颈动脉斑块外科治疗前的评估具有一定价值。

（2）通过横切面对斑块的测量：用面积方法。面积方法是超声检查的相对优势，但是对于早期正性重构的斑块,往往出现采用面积法评估的动脉狭窄率高于 CTA 或 DSA 的测量结果,存在不一致性(图 10-1-1B),应结合血流动力学参数综合评估颈动脉狭窄率(参见第十一章第二节相关内容)。

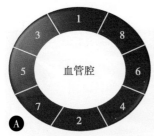
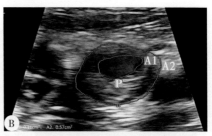

图 10-1-1　颈动脉超声斑块位置分类模式与二维超声成像

A. 颈动脉横切面管壁分类模式。声束由前方向后方横切面扫查,斑块的位置分类如数字所标。1:前壁;2:后壁;3:前外侧壁;4:后内侧壁;5:外侧壁;6:内侧壁;7:后外侧壁;8:前内侧壁。B. 二维超声斑块图像。斑块(P)呈环形分布,其最厚处自外侧壁达后内侧壁。斑块处残余管腔面积(A1)0.11cm^2,原始管腔面积(A2)0.57cm^2。计算动脉狭窄处的面积狭窄率为:(0.57-0.11/0.57)×100%=80%。

2. **斑块大小**　基于斑块的解剖学结构特征,斑块大小的测量描述内容包括:①上肩部(远心端);②下肩部(近心端);③突出于管腔的部分,为顶部;④斑块中心部,核心部;⑤接近动脉外膜层部分,为基底部(图 10-1-2)。超声检查应在二维成像的基础上,测量斑块的长径(上下肩部之间测量值)与厚径(顶部与基底部之间的测量值);单位为 mm 或 cm。

由于斑块的位置(不同侧壁)、声束的方向与角度不同,不同操作医师之间的测量结果可能存在一定的差异性。因此,斑块大小的测量应通过横切面连续扫查后,确定斑块的最厚部位测量,同时结合纵切面,纵、横切面及前、后位与内、外侧位等,联合测量评估斑块的大小,以减少测量的误差率和不同检查医师之间的测量结果的变异率(图10-1-3)。

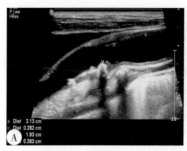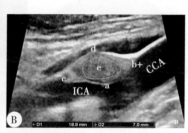

图 10-1-2　斑块测量与结构分布标识

A. 二维超声对斑块大小的测量。前外侧壁斑块长 2.13cm,厚 0.282cm。后内侧壁斑块长 1.93cm,厚 0.383cm。B. 斑块结构超声特征描述:斑块长 18.8mm,厚 7.0mm。a:顶部;b:下肩部;c:上肩部;d:基底部;e:核心部(黄线区域)。CCA:颈总动脉;ICA:颈内动脉。

3. 斑块形态学特征　根据斑块表面纤维帽的完整性可将斑块分为规则形、不规则形及溃疡性。

(1)规则形:以扁平型多见,斑块表面光滑,突出于管腔内,表面纤维帽完整,但存在厚薄不均的可能(见图 10-1-2B)。

(2)不规则形:斑块形态不规则、表面不光滑、表面纤维帽不连续,回声不均(等回声、高回声)(见图 10-1-2A)。

(3)溃疡性:斑块表面纤维帽破裂、脂质释出后斑块表面缺损,呈"火山口"征,彩色血流成像显示血流向斑块内灌注征。溃疡斑块"火山口"大小定义为宽度和底部深度 ≥2.0mm(图 10-1-4)。一些文献也报道,"火山口"的大小 ≥ 1.0mm 就可以确定为溃疡性斑块,但是敏感性高,特异性不高。

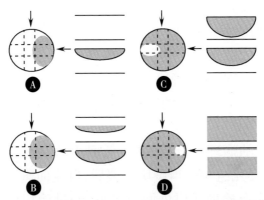

图 10-1-3 超声检测斑块与血管内径大小的差异性比较模式

A. 外侧壁斑块。纵切面由前方向后方扫查,未探及斑块;从外向内侧位扫查可探及斑块,血管内径减小<50%。B. 外侧壁斑块至管腔中央。从前后位扫查,斑块似悬浮于血管腔;从外向内侧位扫查,斑块明显增厚致血管内径减小>50%。C. 斑块沿前内侧壁至后内侧壁环形附着。从前后位扫查,斑块致血管狭窄>90%;从外向内侧位扫查,斑块致血管狭窄 70%~90%。D. 斑块沿前内侧壁至后内侧壁环形附着。从前后位扫查,斑块充填血管腔,血管闭塞;从外向内侧位扫查,斑块致血管狭窄>90%。

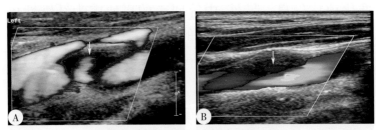

图 10-1-4 溃疡性斑块超声检查

A. 能量多普勒成像模式下可见溃疡性斑块"火山口"征,血流向斑块内灌注(箭头);B. 彩色多普勒成像模式下溃疡性斑块"火山口"征(箭头)。

4. 斑块声波特征 斑块的声波特征评估以动脉管壁回声为标准评估。正常动脉内膜层为中等回声；中膜层-平滑肌层为低回声；外膜层-结缔组织层为高回声。

(1) 均质回声斑块：指斑块内回声均匀一致，可以表现为均匀的高回声或中等回声或低回声。

(2) 不均质回声斑块：指斑块内高、中、低回声混杂，若斑块内不一致回声的面积大于 20%，可定义为不均质回声斑块（图 10-1-5）。

斑块的病理学分析表明，低回声斑块富有脂质、炎症细胞、坏死组织。当斑块破裂后，血流向斑块内灌注，斑块表面血栓形成以低回声多见，经过治疗后，随病程的延长，当患者复诊时应注意斑块表面血栓形成及其变化特征，由初期低回声转变为不均质回声。因此，通过评估获得斑块破裂所具有的典型征象，是临床检查中判断斑块破裂的重要依据。在临床检查过程中，应通过多个切面反复仔细观察，确定斑块内出血性的声学特征，特别是出现斑块破裂，存在"隧道征"的患者，应注意与斑块破裂夹层相鉴别（图 10-1-5D），为临床诊治提供精准化评估信息。另外，中等回声的斑块多为纤维性成分；强回声斑块多为斑块内的钙化。

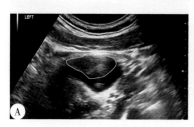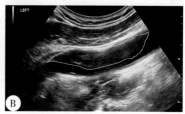

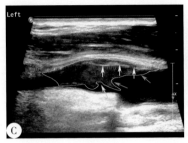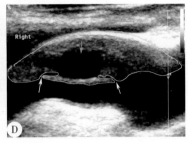

图 10-1-5　超声评估斑块的不同声学特征

A. 以中、低回声为主的相对规则形不均质回声斑块(黄线标识区域);B. 以低回声为主伴基底部片状强回声(钙化)斑块;C. 不规则、不均质以中低回声为主伴基底部高回声(白色箭头)、斑块表面纤维帽不连续,可见"火山口"溃疡征(黄色箭头、绿色箭头);D. 斑块破裂伴斑块内出血。斑块表面纤维帽不连续(黄线标识区域)。顶部上、下端各探及不连续"隧道征"(白色箭头),其斑块内可探及无回声(斑块内出血)。

第二节　斑块易损性评估

颈动脉粥样硬化斑块是否导致缺血性脑卒中与斑块的易损性及动脉狭窄程度相关。2003 年发布的针对颈动脉斑块易损性的国际共识提出了易损斑块的定义,指出斑块的易损性与缺血性事件相关。对于临床检测分析易损性斑块的条件应从基本病理学机制与临床相关脑血管病变的危险因素两个方面综合分析。

一、基本病理学特征

从基本病理学组织组成分类,易损性斑块的结构特征具备两大类条件。

（一）主要条件

1. 活动性炎症特征 即斑块内单核细胞或巨噬细胞浸润，一些斑块同时伴 T 淋巴细胞浸润。炎症细胞的浸润是斑块内活动性炎症的重要指征。单核细胞、巨噬细胞吞噬血液中低密度脂蛋白并氧化形成泡沫细胞后，破裂释放形成斑块的脂质核心。

2. 薄纤维帽与脂质核 斑块纤维帽厚度<65μm，薄的纤维帽伴大的脂质核心（脂质成分>40%）者，增加了斑块破裂的危险性。

3. 血栓的形成 纤维帽破裂、颈动脉内皮细胞脱落引发血小板、血细胞的聚集、继发血栓形成。

4. 斑块纤维帽破裂 纤维帽破裂，斑块表面溃疡形成，是导致斑块表面血栓形成、脱落后继发颅内动脉栓塞的的重要条件。

5. 重度血管狭窄 血管狭窄≥70%，在血流剪切应力的作用下，对于厚薄不均纤维帽的斑块，容易导致斑块破裂、血栓形成、血管闭塞。超声能评估斑块纤维帽的厚薄与完整性，并测量斑块纤维帽的厚度。

（二）次要条件

1. 斑块表面钙化 二维超声观察到斑块表面强回声（钙化）成点片状分布。

2. 黄色斑块（脂质斑块） 二维超声观察斑块以低回声为主（脂质斑块）。

3. 斑块内出血 二维超声显示斑块内低至无回声区，是斑块内出血的特征。斑块内出血可以由纤维帽断裂导致血管腔内血液向斑块内注入引起，也可以由斑块基底部外膜层小的滋养血管破裂引起。因此,根据二维超声探及斑块内低至无回声区的部位,可以初步判断斑块内出血。

4. 血管内皮细胞功能异常 动脉血管内皮细胞功能异常,可能导致斑块表面血细胞的聚集形成血栓。

5. **血管壁正性重构期** 斑块早期炎症细胞浸润、脂质沉积导致血管壁增厚、内膜不光滑、血管壁功能异常、血流剪切力改变等,均可能导致血栓形成、斑块破裂等(图 10-2-1)。

既往的研究证实,易损斑块的主要条件中有一项或次要条件多项并存者,发生脑卒中事件的危险性明显增高。通过二维超声成像对斑块的纤维帽的厚薄及纤维帽的不连续性、斑块内出血、斑块钙化(表面、内部或基

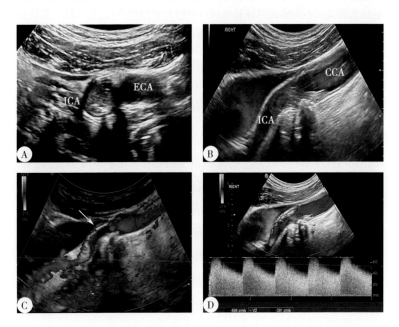

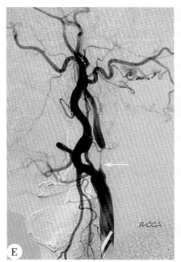

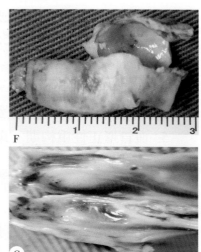

图 10-2-1　易损斑块的超声特征

A. 横切面显示，颈内动脉（ICA）管腔内充填不均质回声斑块，其内侧为颈外动脉（ECA）；B. 纵切面显示，从颈总动脉（CCA）分叉至颈内动脉（ICA）近段管腔显示不均质回声伴基底部（后壁）片状强回声（钙化）斑块，斑块顶部出现"条带状"低至无回声（斑块内出血）；C.CDFI 显示斑块导致 ICA 管径纤细（白色箭头），血流通过受阻，狭窄以远血流信号减弱；D. 频谱多普勒检查 ICA 狭窄段高流速，峰值血流速度（V1）696cm/s、舒张期末血流速度（V2）391cm/s；E. DSA 检查证实 ICA 近段重度狭窄（白色箭头）；F. 切除的斑块大体标本，长约 3cm；G. 斑块纵切面显示斑块表面纤维帽厚薄不均，内有陈旧与新鲜出血伴大的脂质核心。

底部钙化）、溃疡性斑块及表面血栓的形成等特征进行鉴别。但是，鉴于超声技术存在着操作者之间准确率的差异性，诊断的精准性受操作者的经验、检查技能、临床相关性分析能力等因素的影响。单纯以"软斑块"与"硬斑块"概念区分"不稳定斑块"将误导临床治疗的选择。因此，该项技术的规范化培训是非常有必要的。

高分辨率磁共振成像（high-resolution MR imaging,

HRMRI),通过三维多模式成像技术可以评估纤维帽的完整性及斑块内成分,与病理组织学结果有较高的一致性。粥样硬化斑块的易损性可以独立预测临床脑缺血事件的发生,即使轻度颈动脉狭窄,若斑块存在溃疡、破裂、出血及血栓等易损性特征,脑卒中的风险将明显增加。

二、超声造影对斑块的评估

超声造影(contrast-enhanced ultrasound,CEUS)是通过超声微泡增强斑块内微血管显影,评估颈动脉粥样硬化斑块的易损性。其主要机制是通过观察斑块内血流灌注特征,评估斑块内新生血管与斑块的易损性。但是,斑块内新生小血管的定量,国际上尚缺乏客观的评估标准。

三、三维超声对斑块易损性的评估

在二维超声的基础上,通过图像采集,对斑块形态进行三维重建,生成三维架构图,形象地表现了粥样斑块的最大轮廓、空间结构、表面特征。另外,三维超声还可以对斑块图像进行 X、Y、Z 三个轴位分段切割,分析斑块的结构与进行定量分析,较二维超声可提供更丰富的信息。有报道认为,三维超声对颈动脉重度狭窄诊断的特异性和阳性预测值都能达到 100%。但是,此项技术仍然是基于二维成像基础上的,并且重建成像与时间的冲突,很难实现实时成像与诊断,与临床的实际应用存在一定差距。另外,三维重建图像仅限于 CCA 分叉水平上下较短的可视范围,仅依赖于线阵探头获得的二维成像,再进行三维重建,尚无实时三维超声成像,临床应用推广性不高。对于 CCA 高位分叉、ICA 迂曲走行、肥胖伴颈部短粗等患者,检查结果与三维重建存在困难,无法获得满意成像,存在明显的局限性。

四、斑块易损性与脑血管病变危险因素的相关性

上述斑块的易损性是基于病理机制层面及超声检查的基本声像图特征的表达。但是,对于斑块的易损性不能忽略患者相关脑血管病变危险因素的存在和治疗的控制率。高血压病患者的血压治疗与稳定性、糖尿病患者血糖水平的调控、血脂治疗的有效性和达标率、是否保持健康的生活方式等,这些影响因素与颈动脉粥样硬化斑块的稳定性(易损性)直接相关,不能只关注超声检查而忽略危险因素控制对斑块易损性的重要影响。

第十一章
颈动脉狭窄、闭塞与超声检查

颈动脉狭窄或闭塞性病变可能引起病变同侧大脑半球脑缺血改变。病变的大小和累及范围与病变的程度和时程等相关。颈动脉狭窄 ≤ 70% 者,通常不会引起狭窄远段的脑血流灌注。但是,斑块破裂、血栓脱落等,可能造成远段动脉的栓塞,导致颅内动脉狭窄或闭塞,发生脑梗死,CT 与 MR 成像可发现缺血性病变的影像特征。

第一节　颈动脉狭窄、闭塞与超声检查特征

颈动脉狭窄、闭塞性病变是导致脑血流灌注异常、引发缺血性脑卒中的重要原因之一,是动脉粥样硬化的恶性转归。颈动脉易损斑块是颈动脉狭窄患者缺血性脑卒中发生及复发的主要原因,尤其是"颈动脉狭窄程度与脑梗死的相关性"从北美症状性颈动脉内膜切除术试验(NASCET)、欧洲颈动脉外科试验(ECST)及无症状颈动脉粥样硬化研究(ACAS)开始即受到临床广泛关注。

一、基本机制

根据既往的研究,颈动脉狭窄、闭塞性病变的基本病理生理学机制包括如下内容。

1. **斑块与动脉狭窄** 各种血管病变危险因素,将导致动脉粥样硬化斑块的形成。粥样硬化斑块的不断增大导致管腔狭窄,使狭窄远段供血区域的脑组织血流灌注不足,从而引起缺血性脑卒中。目前认为,20%~30%的缺血性脑卒中与颈动脉狭窄,易损斑块破裂、脱落等相关。当颈动脉狭窄<50%时,尚无明显的脑血流动力学灌注障碍;当颈动脉狭窄≥70%且合并全身血压下降等诱发因素的作用下,发生低灌注性脑损伤,CT或MR可发现典型的分水岭性脑梗死。

2. **斑块与动脉闭塞** 不规则形斑块、表面纤维帽的不完整性,一方面介导炎症反应,另一方面造成血液中有形成分红细胞、血小板的聚集,继发血栓形成,导致血管闭塞。不规则形颈动脉粥样硬化斑块使缺血性脑卒中的风险增高3倍,是缺血性脑卒中的独立预测因素。

3. **斑块脱落与血栓** 斑块的纤维帽破裂,血流动力学的改变与剪切力的作用,容易造成斑块表面破裂,脱落的斑块组织堵塞远段动脉,导致短暂性脑缺血发作(TIA)或脑卒中事件的发生。

优化药物治疗、颈动脉内膜切除术(CEA)及颈动脉支架植入术(carotidarterystent,CAS)是颈动脉粥样硬化性血管狭窄、闭塞性病变的主要治疗方式,对于颈动脉狭窄程度的准确判断是临床选择药物治疗或手术治疗的依据。早期、准确地进行颅内-外人动脉病变程度的评估,是临床脑卒中防治的重要方面。近年来,颈动脉超声技术已成为临床诊断颈动脉狭窄或闭塞性病变的重要评估手段。

二、颈动脉狭窄、闭塞与临床表现

正常颈动脉向颅内动脉供血有两大系统,即颈内动脉系统与椎-基底动脉系统。不同系统的动脉狭窄或闭塞与缺血性脑血管病的症状、体征直接相关。

颈动脉狭窄或闭塞性病变引起的颈内动脉系统脑供血异常的患者,常见的临床缺血症状和体征包括:一过性单眼黑矇或视网膜缺血致永久性失明、对侧肢体偏瘫及偏身感觉障碍、同向偏盲、优势半球受累时出现失语等语言功能障碍、颈交感神经节节后纤维受损导致的霍纳综合征(一侧瞳孔缩小、眼睑下垂、眼裂减小伴患侧额部无汗征)。颈动脉搏动减弱或血管杂音、亦可出现晕厥发作、认知功能障碍或痴呆等。

第二节　颈动脉狭窄率的评估

一、狭窄率的评估

颈动脉狭窄的形态学测量可通过血管内径法与面积法。CCA、ICA、VA 与 SA 狭窄病变程度均可以通过血管内径与面积的比值进行初步测量评估,然后进行血流动力学与侧支循环的评估。

(一) 形态学测量

1. **内径狭窄率的测量**　基于二维显像模式下纵切面内径的测量方法,分别依据 NASCET、ECST 和 CSI 临床试验方法。基本公式包括:NASCET 狭窄率 = (B–A)/B × 100%、ECST 狭窄率 = (C–A)/C × 100%、CSI 狭窄率 = (D–A)/D × 100%(图 11-2-1A)。

2. **面积狭窄率的测量**　颈动脉狭窄面积狭窄率是在二维成像模式下短轴切面测量的方法。面积狭窄率 = (A1–A2)/A1 × 100%(图 11-2-1B)。

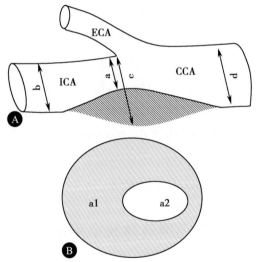

图 11-2-1　颈动脉狭窄率计算模式

A. 内径狭窄率的测量。图中管腔内 a 为狭窄段残余血管内径;b 为狭窄以远段颈内动脉(ICA)内径;c 为狭窄段动脉原始内径。B. 面积狭窄率的计算,a1 为狭窄段原始血管腔内面积,a2 为狭窄段残余血管腔内面积。ECA:颈外动脉;CCA:颈总动脉。

（二）血流动力学参数的测量

颈动脉狭窄率的血流动力学参数诊断标准目前尚缺乏大样本统一的国际化标准。2003 年美国放射医学会召集了来自美国、加拿大多学科 17 位相关专业领域的专家或专业医师，就多普勒超声诊断颈动脉狭窄对于临床的诊断价值达成共识，并在 *Radiology* 杂志发表了二维灰阶与多普勒超声获得血流动力学参数评估颈动脉狭窄的诊断标准分级（表 11-2-1）。

1. **正常**　无 IMT 增厚与动脉粥样硬化斑块；$PSV<125cm/s$、$EDV<40cm/s$；ICA 与 CCA 的 PSV 比值（PSV_{ICA}/PSV_{CCA}）<2.0。

2. **<50% 狭窄**　颈动脉 IMT 增厚并探及动脉粥样硬化斑块；但颈动脉内径狭窄率$<50\%$；狭窄处 $PSV<125cm/s$、$EDV<40cm/s$；$PSV_{ICA}/PSV_{CCA}<2.0$。

3. **50%~69% 狭窄**　可探及动脉粥样硬化斑块；动脉内径狭窄率 $\geqslant50\%$；狭窄处 PSV $125~230cm/s$、EDV $40~100cm/s$；PSV_{ICA}/PSV_{CCA} 比值 $2.0~4.0$。

4. **$\geqslant70\%$ 狭窄 - 近闭塞**　斑块明确；动脉内径缩小 $\geqslant50\%$；$PSV>230cm/s$、$EDV>100cm/s$；PSV_{ICA}/PSV_{CCA} 比值>4.0。

5. **次全闭塞**　斑块明确；血流速度标准不宜采用，检测结果或高流速，或低速，或流速难以检测；PSV_{ICA}/PSV_{CCA} 比值变异性明显，诊断依据主要依靠 CDFI 或能量多普勒成像显示极重度狭窄的管腔。

6. **完全性闭塞**　二维灰阶成像、CDFI 与频谱多普勒成像均检测不到管腔和血流速度，CTA 与 DSA 可以证实 CDU 的诊断。

表 11-2-1　美国放射学会超声分会颈内动脉狭窄评估标准(2003)

狭窄率 /%	PSV/(cm/s)	内径减小 /%	EDV/(cm/s)	PSV_{ICA}/PSV_{CCA}
正常、<50	<125	<50	<40	<2.0
50~69	125~230	≥50	40~100	2.0~4.0
70~99	>230	≥50	>100	>4.0
完全闭塞	无	100	无	无

注:PSV、EDV 分别为狭窄处峰值血流速度与舒张期末血流速度;PSV_{ICA}/PSV_{CCA} 为 ICA 与 CCA 的 PSV 比值。

二、颈内动脉中、重度狭窄鉴别

(一) 流速标准界定

上述标准在临床检查诊断中发现,50%~69% 与 <50% 狭窄的血流参数标准存在层级标准的宽泛、诊断的敏感性高、特异性不高的问题。以 PSV 大于 125cm/s 的限定标准评估 50%~69% 狭窄,将明显增加颈动脉中度狭窄高估率,缺乏精准化评估。

2006 年,首都医科大学宣武医院血管超声团队研究报道,将 ICA 中度狭窄的判定标准由 PSV_{ICA}>125cm/s、EDV_{ICA}>40cm/s 限定层级为 PSV_{ICA}>155cm/s、EDV_{ICA}>60cm/s,并提出增加 PSV_{ICA}/PSV_{Dis}(ICA 狭窄段 PSV 与狭窄远段 PSV 的比值)补充 PSV_{ICA}/PSV_{CCA} 比值的效能,狭窄鉴别诊断的准确性明显提高 50%~69% 与

70%~99%。因为，PSV_{ICA}/PSV_{Dis}可以直接反映狭窄以远段的血流动力学改变、颅内血流灌注下降与侧支循环开放的机制，并且可以减少因 CCA 与 ICA 联合病变导致PSV_{ICA}/PSV_{CCA}比值下降而低估颈内动脉的狭窄率（表11-2-2）。

表 11-2-2　颈内动脉狭窄超声诊断标准（2006，首都医科大学宣武医院）

狭窄率 /%	$PSV_{ICA}/$（cm/s）	斑块 /%	$EDV_{ICA}/$（cm/s）	$PSV_{ICA}/$ PSV_{CCA}	$PSV_{ICA}/$ PSV_{Dis}
<50	<155	<50	<60	<2.0	<2.0
50~69	155~230	50~<70	60~100	2.0~4.0	2.0~4.0
70~99	>230	≥70	>100	>4.0	>4.0
闭塞	无	100	无	无	无

注：PSV、EDV 分别为狭窄处峰值血流速度与舒张期末血流速度。PSV_{ICA}/PSV_{CCA} 表示颈内动脉与颈总动脉的 PSV 比值。PSV_{ICA}/PSV_{Dis} 表示颈内动脉狭窄段与颈内动脉狭窄远段的 PSV 比值。

（二）侧支循环开放对狭窄程度的鉴别

颈动脉中度与重度狭窄鉴别的另一个重要方面是基于颅内、外动脉侧支循环建立的客观依据。当颈动脉狭窄 50%~69% 时，其远段端血流灌注下降程度尚不足以导致颅内、外动脉侧支循环的开放。

正常人脑血流灌注是通过双侧颈内动脉系统（前循环）与椎 - 基底动脉系统（后循环）完成的。正常前循环与后循环之间、双侧颈内动脉系统之间的血流灌注压是平衡的。当一侧颈动脉出现重度狭窄或闭塞后，或椎动脉或基底动脉出现重度狭窄或闭塞后,将导致一侧或双侧颈内动脉系统或椎 - 基底动脉系统之间脑血流灌注压的不平衡,出现双侧颈内动脉系统之间侧支循环途径(前交通支)开放,或颈内动脉系统与椎 - 基底动脉系统之间侧支循环途径(后交通支)开放,或颈外动脉分支经眼动脉分支间吻合途径(颈内 - 外侧支)开放。侧支循环的开放与否是鉴别颈动脉中、重度狭窄程度的重要依据。相关侧支循环建立的超声评估特征请参阅第一章第三节内容。

三、颈动脉狭窄率评估注意事项

(一)综合评估狭窄率

在超声检查工作中,内径或面积狭窄率测量方法是常规检查方法。对于动脉狭窄面积计算方法既往认为是 CDU 的优势。但是,随着现代影像学技术的发展,无论 CTA 或 MRA 均具有高清晰的横断面成像与计算功能,超声技术基于横切面积测量的优势逐渐降低,且横切面测量的动态描记模式(非自动精准描记)存在可重复性差、受操作者技术影响的问题,测量结果精准性降低,特别是动脉粥样硬化斑块处于正性重构期,斑块所在管腔原始内径增大(原始面积增大明显),残余管腔并未导致重度狭窄的血流动力学改变,但采用面积法计算的狭窄率已达到或超过重度狭窄程度,出现高估狭窄率的问题。相对于面积测量的优势,内径测量方法简便、重复性较好,且狭窄残余内径测量的可参照性好(斑块大小与厚度的整体观优于横切面测量),临床检查中采用内径测量计算模式较简便。但是,内径测量同样存在狭窄段残余内径的精准测量问题,它直接对狭窄率的准确评估存在一定的影响。

我们推荐在内径狭窄率和/或面积狭窄率的综合评估基础上,结合狭窄段、狭窄以近或以远段,特别是颅内动脉的血流动力学参数检测结果综合分析,才能提高颈动脉狭窄的准确率。

(二)结合 DSA、CTA、MRA 影像分析

无论超声检查,还是 CTA、MRA 检查,对于颈动脉狭窄的评估均有各自的优势与不足。① DSA 是金标准,但是 DSA 只能从纵切面观察血管腔内成像,且不能显示动脉血管壁结构,特别是不能精准获得狭窄段原始血管内径。DSA 采用 NASCET 方法评估血管狭窄率,当动脉狭窄以远段血管腔因长期血流灌注不良,导致血管内径明显减小(负性重构),可能低估狭窄率。②CTA、MRA、HRMRI(高分辨率 MRI)可以通过血管纵、横切面联合成像,特别是 CTA 对于血管成像具有快速、全面(颅内、外同步成像)评估的优势。但是,CTA 的放射性与对比剂注射后成像,对患者存在一定的肾毒性,CTA 不能成为筛查手段和短期反复检查的手段。另外,CTA 与 MRA 由于图像重建时间较长,且重建过程中专业技术人员缺少与患者、临床以及相关血流动力学异常分析相结合的模式,可能导致 CTA 或 MRA 成像对于生理性与病理性改变鉴别的困难,出现高估颈动脉狭窄率的问题。③CDU 检查是建立在实时二维及彩色血流成像的基础上,通过测量血管残余

内径(面积)与原始内径(面积)并结合血流动力学参数计算血管狭窄率,具有较高的准确性。但是,CDU 评估狭窄率的准确性受到操作者技术、临床相关性及相关影像观察分析及颅内、外血流动力学变化综合评估能力的影响。因此,作为血管超声专业医师,对于颈动脉狭窄程度的评估,既要从形态学结构变化检查评估,又要从颅内、外血流动力学变化相关的血流灌注与临床相关性进行综合分析,才能对颈动脉狭窄病变程度做出精准的诊断。

第三节 颈部前循环供血动脉狭窄与闭塞

一、颈总动脉狭窄

根据前述解剖学基础介绍,CCA 狭窄或闭塞性病变累及的部位可分为近段、中段及远段。临床上 CCA 狭窄相对 ICA 的发生率少,但是,CCA 重度狭窄无论发生在哪一节段,其形态学与血流动力学改变均有其共同的特征性改变。

(一)颈总动脉远段重度狭窄

CCA 远段重度狭窄,可以通过二维、彩色血流成像及频谱多普勒综合分析评估 CCA 病变相关的血管结构、血流动力学及血流方向性的改变特征来确定(图 11-3-1)。

1. 二维超声 通过二维显像可以检测 CCA 远段分叉前段动脉粥样硬化斑块或非粥样硬化性病变(夹层、大动脉炎等)导致的血管内径减小,残余内径 ≤1.5mm,

根据对残余内径与原始内径的计算、血流动力学参数评估标准，CCA 狭窄率 ≥ 70%，可确定为重度狭窄。

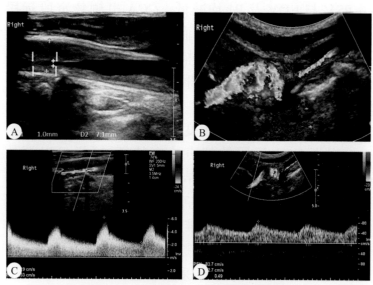

图 11-3-1　颈总动脉远段重度狭窄超声

A. 二维超声显示 CCA 远段动脉粥样硬化斑块导致的 CCA 内径明显减小（白色箭头），残余内径（D1）1.0mm，原始内径（D2）7.1mm，内径狭窄率>70%；B.CDFI 模式显示狭窄段彩色血流纤细（重度狭窄）；C. 狭窄段多普勒频谱检查高流速，峰值血流速度（PSV）619cm/s、舒张期末血流速度（EDV）233cm/s；D. 狭窄以远段：ICA 流速降低，PSV 83.7cm/s、EDV 42.7cm/s、血管阻力指数（RI）0.49，血管阻力明显减低。

2. **彩色多普勒超声**　CDFI 显示狭窄段血流束纤细，狭窄段及狭窄即后段出现紊乱的涡流、湍流相间的血流显像。CCA 狭窄病变远段的 ICA 与 ECA 血流成像相对低灌注特征（色彩暗淡）。ECA 血流方向正常或逆转（ECA 逆向 ICA 供血）。

3. **频谱多普勒**　通过 PW 检测模式多点取样，狭窄以近段流速相对减低,血管阻力相对升高;狭窄段流速明显升高,PSV>230cm/s、EVD>100cm/s;其狭窄远段 PSV 与 EDV 及 RI 均减低。CCA 患侧狭窄段远段的 ICA 与 ECA 血流速度、血管阻力相对减低(与对侧比较)。通过二维声像图的精准测量,鉴别 CCA 远段动脉粥样硬化性病变是否累及 ICA 与 ECA 及其狭窄程度。

(二) 颈总动脉近段重度狭窄

根据 CCA 远段的超声检查特征,同样可以评估 CCA 近段重度狭窄的二维结构特征、血流动力学改变特征。对于近段 CCA 重度狭窄的检查,特别是左侧 CCA 狭窄,由于位置较深,检查难度相对高于右侧,检查中应特别注意狭窄长度的精准测量。测量残余内径在二维显像显示欠清晰的情况下,采用彩色多普勒显像模式引导下进行测量,病变长度测量应从主动脉弓分出至斑块最上端的距离,病变范围的准确测量对于外科治疗方法的选择,特别是 CEA 加介入联合治疗的实施是非常必要的。频谱多普勒测量包括 CCA 近段(狭窄段)、CCA 中段及 CCA 远段(ICA)(图 11-3-2)。

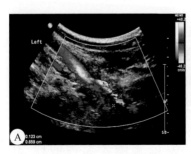
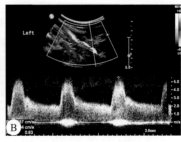

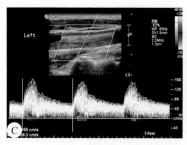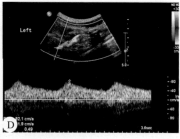

图 11-3-2　颈总动脉近段重度狭窄超声

A. 左侧（Left）颈总动脉近段动脉粥样硬化斑块导致内径明显减小,彩色血流成像模式显示,近段管腔血流束纤细,最窄处残余内径 0.123cm,原始内径 0.659cm,内径计算狭窄率>70%;B. 在 CDFI 模式导引下,通过频谱多普勒检测狭窄段流速明显升高,峰值血流速度（PSV）557cm/s,舒张期末血流速度（EDV）204cm/s,收缩期可探及涡流信号（基线水平白色宽带血流频谱）;C. 左侧（Left）颈动脉远段血流速度相对减低伴血流阻力下降,PSV 165cm/s、EDV 59.3cm/s、RI 0.66 ;D. 左侧（Left）ICA 流速及血流阻力进一步减低,PSV 82.1cm/s、EDV 41.9cm/s、RI 0.49。

（三）颈总动脉中段重度狭窄

二维、CDFI 及频谱多普勒检查狭窄段血流动力学变化与近、远段病变特征基本相同。但是,检查过程中应注意中段 CCA 重度狭窄者,其狭窄以近段与以远段的 CCA 血流参数存在一定差别。狭窄以近段 PSV 与 EDV 相对减低,以 EDV 较为明显,导致 RI 相对升高;狭窄以远段的 CCA 与 ICA 出现低速、低阻力性血流动力学改变。

二、颈总动脉闭塞

CCA 闭塞超声评估主要关注的问题是,通过超声检查客观评估血运重建的可能性和成功性。通过二维显像评估血管腔内异常回声与血管壁结构特征,鉴别动脉粥样硬化性与非粥样硬化性病变,初步判断病变时程,鉴别慢性与急性 CCA 闭塞性病变的血管壁及腔内结构的差异性。

(一)急性闭塞

临床突发脑缺血相关症状与体征。CCA 急性闭塞多见于粥样斑块破裂后血栓形成、心源性栓塞、颈动脉夹层等。超声检查前首先对相关脑血管病的危险因素、发病状态(休息与活动、主动运动与被动运动等)、发病时程与临床相关的症状、体征等进行仔细询问分析,然后进行超声检查评估。

1. **二维超声** 通过二维超声检查初步判断 CCA 急性闭塞之责任动脉管腔内病变的声波特征及病因学的初步分析。

(1)动脉粥样硬化斑块破裂并血栓形成:以低回声为主,CCA 管腔充填,图 11-3-3 为 1 例 CCA 闭塞患者行手术取栓治疗前的超声评估结果。

(2)颈动脉夹层:患者无动脉粥样硬化相关危险因素,发病前有颈部相关疲劳损伤病史,责任病变管腔内低回声充填,伴节段性血管壁结构分离征象,形成真、假双腔结构,真腔明显减小,假腔内充填血栓(壁内血肿型),原始管腔明显增宽,是 CCA 急性闭塞的典型特征。

(3)动脉栓塞:既往有心房颤动病史的急性脑缺血发作患者,临床疑是 CCA 闭塞者,首先应考虑动脉-动脉栓塞的可能性。二维超声可以发现与病变相关的管腔内异常回声以及判断管壁结构分界是否清晰。但是,当患者在颈动脉狭窄的基础上发生动脉 - 动脉栓塞,导致 CCA 闭塞者,应注意动脉粥样硬化斑块与闭塞发生的相关性,鉴别急性与慢性闭塞。检查过程中应结合危险因素、发病时程、既往相关脑缺血病史及临床症状、体征与 CT、MR 相关影像等信息综合判断。

2. **彩色多普勒超声**　CDFI 模式检测闭塞的 CCA 管腔内无血流信号,ECA 分支动脉血流信号逆向并经 ECA-ICA 分叉处向 ICA 供血(图 11-3-3B)。

3. **频谱多普勒**　病变管腔内无血流信号,CCA 以远段 ICA 及 ECA 低速、低阻力性血流动力学改变,ECA 血流方向逆转,与 ICA 血流方向不一致。

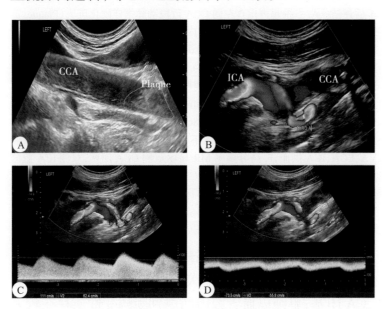

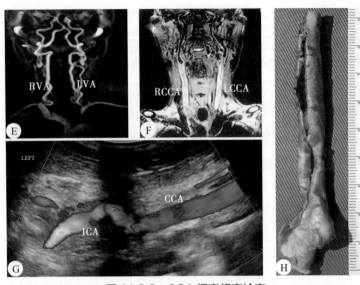

图11-3-3 CCA闭塞超声检查

患者男性，67岁。双侧颈总动脉（CCA）闭塞，行左侧CCA血运重建术前、术后评估。A. 二维超声检查左侧CCA近段动脉粥样硬化斑块（Plaque，黄线区域），斑块以远段CCA动脉管腔内充填中低回声（血栓）；B. CCA分叉水平血流成像显示，甲状腺上动脉血流逆向颈内动脉（ICA）供血；C. ECA血流频谱为朝向探头（位于基线上方），伴低阻力性改变（RI 0.44），峰值血流速度（PSV）111cm/s，舒张期末血流速度（EDV）62.4cm/s；D. ICA血流频谱为背离探头（位于基线下方），血流频谱接近无搏动性改变（RI 0.29），血流速度明显减低，PSV 73.5cm/s，EDV 55.8cm/s；E. 术前MRA显示双侧CCA闭塞，颈部侧支血管丰富，左侧锁骨下动脉（SA）闭塞，由右侧SA向双侧VA、ECA、ICA供血；F. 高分辨率MR显示双侧CCA闭塞，双侧ICA血流成像纤细；G. 血运重建术后，左侧CCA、ICA彩色多普勒血流成像显示血流通畅；H. 切除的斑块及血栓的大体标本。

（二）慢性闭塞

CCA闭塞时程较长，多数患者既往有脑缺血发作病史及相关危险因素。第一次颈动脉超声检查即发现为CCA闭塞，单纯以血管腔内回声判断病变性质存在较大的难度。但是,检查中首先通过对相关病史及发病时的临床表现进行询问与分析,再结合二维超声检查特征加以辨别,以期为临床提供相对客观的评估信息。

1. **二维超声**　根据患者临床发病的基本病因学,通过二维超声对病变动脉血管壁及腔内声像特征分析,可将 CCA 慢性闭塞分类如下。

(1)粥样硬化性闭塞:二维显像提示病变血管腔内粥样硬化斑块,斑块以近段、以远段血管腔内继发低回声或不均质回声(血栓);血管壁结构清晰可辨;闭塞管腔内无血流成像;频谱多普勒无血流特征。

(2)颈动脉夹层闭塞:是青壮年脑缺血发作与脑卒中发生的重要原因之一。通过对临床发病状态的判断与二维声像图上的血管壁结构变化特征,特别是除外脑血管病危险因素的情况下,进行初步评估筛查,并通过 CTA 或高分辨率 MR 进一步检查证实。由于血栓机化,病变时程长的患者,无论是超声成像,还是 CTA 与高分辨率 MR 影像特征,均不如急性颈动脉夹层具有特异性诊断价值。

颈动脉夹层致 CCA 闭塞者,二维声像显示闭塞病变管腔内部中低回声充填,以线阵或微凸探头联合检查CCA,通过对血管壁结构(纵切面与横切面交替检查)的动态连续扫查,发现一侧血管壁内膜撕脱,对侧血管壁内膜双层特征者,可以确定是颈动脉夹层壁内血肿导致CCA 闭塞。

(3)大动脉炎性闭塞:无论急性期、慢性期急性发作,还是慢性期大动脉炎性病变导致的 CCA 闭塞,多见于年轻女性患者。急性期颈动脉大动脉炎性病变的病理特征是：血管壁弥漫性均匀性（节段性或全程）、向心性、以低回声为特征的全层血管壁增厚，且原始管径相对增宽（正性重构期），但血管内径明显缩小，导致 CCA 重度狭窄或闭塞，临床相关免疫学检查指标异常，支持大动脉炎性病变的诊断。通过能量多普勒或超声造影可以观察到管壁内的微细血管血流征。慢性期大动脉炎性 CCA 闭塞主要的病理基础是：病变管壁纤维样增生致血管闭塞，血流信号消失（图 11-3-4）。

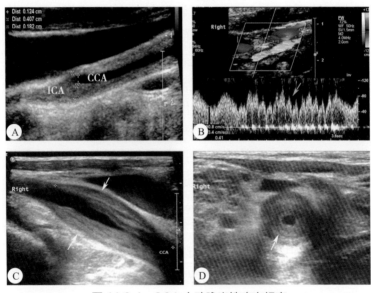

图 11-3-4　CCA 大动脉炎性病变超声

A. 二维成像颈总动脉（CCA）大动脉炎性病变导致血管壁均匀性增厚，并致颈内动脉（ICA）闭塞，CCA 分叉处后壁厚 0.182cm，残余内径 0.124cm，原始内径 0.407cm；B. ICA 血流信号消失，ECA 血流代偿，但频谱呈低阻力性改变，通过颞浅动脉叩击试验证实为 ECA（图中频谱呈"锯齿波"，箭头）；C. 纵切面二维成像局限性颈动脉大动脉炎性病变的急性期，CCA 近段局限管壁增厚并正性重构、"洋葱皮"征（箭头）；D. 二维横切面成像显示，炎性病变同样呈现"洋葱皮"征。

2. **彩色多普勒超声与频谱多普勒** 由于血管闭塞，病变血管在彩色多普勒成像模式下检查，无血流成像，频谱多普勒检测不到血流动力学参数。

(三) CCA 闭塞血运重建术前评估

对于 CCA 慢性闭塞、ICA 与 ECA 之间通路建立的患者，临床关注的重点是 CCA 闭塞管腔内病变的性质、血运重建的可行性与成功性，并非单纯提示 CCA 闭塞。对于 CCA 闭塞拟行血运重建治疗的患者，颈动脉超声报告应提示闭塞累及的范围、闭塞管腔内声学特征及患侧 ICA 与 ECA 血管结构与血流动力学改变的特征等，并对以下闭塞相关信息进行仔细评估。

1. **全程闭塞** 病变从 CCA 近段至远段动脉管腔全程闭塞。病变累及起始段 CCA 至分叉水平以近，ECA 向 ICA 逆向供血通路存在(见图 11-3-3)。

2. **中 - 远段闭塞** CCA 中段至 ICA 与 ECA 分叉水平以近段动脉闭塞。由于闭塞病变非全程累及，闭塞动脉管腔的长度应精确测量，闭塞部位管腔内病变类型应仔细观察并提示特征改变，它关系到患者血运重建的成功与否。

3. **ECA-ICA 侧支循环通路** 无论上述何种类型 CCA 闭塞，患侧颈部可探及以甲状腺上动脉为主的颈外动脉分支动脉血流方向逆转，由面部周边汇入 ECA 主干，逆向 ICA 供血，即 ECA 与 ICA 侧支循环通路的存在，是 CCA 闭塞患者血运重建术实施的重要临床依据与观察指征。

ECA-ICA 侧支循环通路的标志是，ECA 与 ICA 血流方向不一致,ECA 血流朝向探头方向(正向血流),ICA 血流背离探头(负向血流)。ICA 与 ECA 流速均为低速、低阻力性特征。

4. VA-ECA 侧支循环通路　CCA 闭塞后,病变远段 ICA 与 ECA 血流灌注压力降低,ECA 分支动脉 - 枕动脉分支与 VA 肌支之间形成侧支循环通路,由同侧 VA 经枕动脉向 ECA 再向 ICA 供血。VA 血流速度代偿性升高,ECA 主干与枕动脉血流方向均逆转、血流阻力下降,枕动脉、ECA 血流频谱呈"颅内动脉化"改变。

三、颈内动脉狭窄与闭塞

ICA 狭窄与闭塞的病因学与 CCA 相同。ICA 狭窄、闭塞性病变的发生以 ICA 起始段多见,这是与 CCA 分叉处 ICA 起始段血管解剖学结构(颈动脉球部管腔增宽)及血流动力学等因素密切相关。超声评估颈动脉狭窄程度应依据形态学及血流动力学变化指标综合分析,血流动力学指标及相关分析内容请参照表 3-2-1 与表 3-2-2。ICA 的狭窄程度分为轻度狭窄(<50%)、中度狭窄(50%~69%)、重度狭窄(70%~99%)与闭塞(次全闭塞与完全闭塞)。本节内容主要介绍重度狭窄(70%~99%)与闭塞(次全闭塞与完全闭塞)的超声评估。

(一) 颈内动脉重度狭窄(70%~99%)

根据 ICA 狭窄病变导致的血管结构变化特征,可将 ICA 重度狭窄分类如下。

1. 颈内动脉局限性狭窄　ICA 局限性狭窄多发生于 ICA 起始段,以动脉粥样硬化多见,少数见于颈动脉夹层、罕见于心房黏液瘤脱落导致的 ICA 狭窄。

（1）二维超声：ICA 起始段探及粥样硬化斑块或非粥样硬化性病变的异常回声（夹层壁内血肿等），局部内径明显减小，残余内径或残余面积与原始内径或原始面积比值测量狭窄率均 ≥70%，狭窄以远段 ICA 内径正常（图 11-3-5A、B）。

（2）彩色多普勒：狭窄段血流束显像纤细，探及涡流与湍流相混叠的紊乱血流声像特征；狭窄以远段血流充盈色彩相对变暗、搏动性减低（图 11-3-5C）。

（3）频谱多普勒：狭窄段检测血流速度明显升高；PSV>230cm/s，EDV>100cm/s；频带增宽（图 11-3-5D）。狭窄即后段流速相对减低，但高于重度狭窄标准（图 11-3-5E）；狭窄远段流速明显减低，伴低阻力性血流频谱特征（图 11-3-5F）。狭窄近心段 CCA 流速与健侧对比 EDV 相对减低、RI 相对升高（图 11-3-5G）。患侧 ECA 流速相对升高（代偿），RI 相对减低，提示 ECA-ICA 侧支开放的可能性（图 11-3-5H）。可通过患侧眼动脉血流动力学的进一步评估加以证实，参阅颅内、外侧支循环开放评估的相关内容。

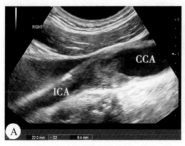

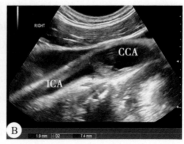

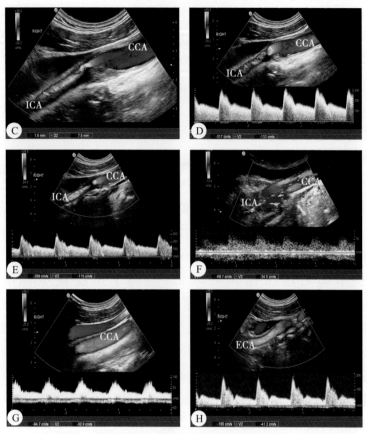

图 11-3-5 颈内动脉狭窄超声检查

A. 二维成像显示,颈总动脉(CCA)远段至颈内动脉(ICA)起始段探及22.0mm×6.4mm 大小的动脉粥样硬化斑块;B. 斑块导致 ICA 起始段内径减小,残余内径 1.9mm,原始内径 7.4mm;C.CDFI 显示狭窄段血流束纤细,进一步测量显示残余内径 1.5mm,原始内径 7.5mm,狭窄段呈现"涡流、湍流"混叠的、明亮的血流特征;D. 狭窄段流速检测,PSV 317cm/s、EDV 132cm/s;E. 狭窄以远段流速:PSV 299cm/s、EDV 115cm/s;F. 狭窄远段(入颅前段)流速明显减低,PSV 58.7cm/s、EDV 34cm/s,狭窄段与狭窄远段流速比值是 5.4:1,符合 70%~99%(重度 ICA 狭窄的评估标准);G. 患侧 CCA 流速尚正常,但频谱异常(呈高阻力性血流频谱);H. 患侧 ECA 流速相对升高(血流代偿,ECA-ICA 侧支开放征),PSV 180cm/s、EDV 41.2cm/s。

2. 颈内动脉全程狭窄　多见于非动脉粥样硬化性病变,如一侧生理性 ICA 发育不良(参阅 ICA 解剖变异相关内容)。另外,ICA 颅外段全程狭窄病变,可发生于 ICA 纤维肌发育不良的患者。ICA 血管壁平滑肌纤维增生与缺失相间,导致 ICA 全程血管壁厚薄不均,管腔粗细相间。根据血管壁解剖结构特征,临床将 ICA 纤维肌发育不良分为:管状型,即长段肌纤维增生导致的管壁增厚型;串珠型,管壁增厚与管壁变薄呈节段性分布,导致 ICA 管腔粗细不均。

(1)二维超声:串珠型,颅外段 ICA 全程纤细,管壁厚薄不均,血管内径测量明显差异。管状型,病变管壁增厚伴回声增强,ECA 管径相对增粗(代偿性血管扩张)。

(2)彩色多普勒:ICA 全程血流显像纤细征,无"中心亮带"血流特征。

(3)频谱多普勒:与健侧比较,血流速度明显降低,以 EDV 为著,RI 升高,表现为高阻力性血流频谱。同侧 ECA 血流速度升高,频谱出现相对低阻力性改变(ECA 与 ICA 侧支开放血流代偿征)。

(二) 颈内动脉(ICA)闭塞

1. ICA 次全闭塞　动脉原始管径正常,管腔内充填异常回声,CDFI 与频谱多普勒检查异常。

(1)二维超声:可探及粥样硬化斑块,或壁内血肿型夹层,或心源性病变导致的栓塞,如心房黏液瘤部分脱落、心房纤颤血栓脱落导致的 ICA 不全闭塞,其病变管腔内出现以低回声为主或不均回声充填,远段 ICA 内径正常或相对减小。

（2）彩色多普勒：病变累及管腔可见血流充盈不全，呈"线样征"。通过调节 CDFI 的血流速度标尺（降低速度量程），可以获得非常纤细的彩色血流成像。DSA 或 CTA 显示 ICA"线样征"，是次全闭塞的典型声像特征。在临床检查工作中，可以遇见 CTA 或 MRA 成像 ICA 完全闭塞，但是，超声多普勒血流成像通过调节检查的灵敏度，可以发现极低速血流信号，速度量程在 2~3cm/s，ICA 并非完全性闭塞。因此，对于闭塞性病变通过检测条件的仔细调节进行鉴别。

（3）频谱多普勒：在 ICA 中 - 远段取样检测到极低速低阻力性、收缩期与舒张期相同方向的血流频谱时，并通过仪器的精细化调节，获得低速低阻力性连续性血流频谱，可以排除完全性闭塞。这对于实施 CEA 血运重建治疗的患者具有重要的临床指导意义（图 11-3-6）。

2. ICA 完全闭塞

（1）二维超声：颅外段 ICA 管腔内从起始段开始可探及充填异常回声。ICA 中以远段内径正常或减小（负性重构）或节段性扩张（壁内血肿型夹层）。患侧 ECA 主干扩张（代偿）。

（2）彩色多普勒：ICA 无血流显像，通过调节仪器的灵敏度等，在 ICA 管腔内均不能检测到彩色血流信号；其近心段呈红、蓝色交替"开关血流"声像特征。

（3）频谱多普勒：检测不到血流频谱。患侧 ECA 血流速度明显升高，提示 ECA 血流代偿或 ECA-ICA 侧支开放，可通过患侧眼动脉血流方向及相关血流动力学参数检测证实。

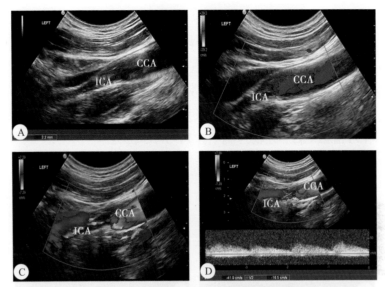

图 11-3-6　颈内动脉次全闭塞超声检查

A. 二维成像显示，颈内动脉（ICA）管腔内不均质回声充填，ICA 中 - 远段内径相对减小 2.2mm，CCA 为颈总动脉；B. 在 CDFI 模式下，ICA 血流中断；C. 调节 CDFI 速度量程从 29.2cm/s（B）降至 7.20cm/s 后（C），ICA 管腔内可见"线样征"血流信号；D. 频谱多普勒检测到 ICA 呈连续性低阻力性、低速血流特征，峰值血流速度（V1）41.9cm/s，舒张期末血流速度（V2）16.5cm/s。

3. 远段 ICA 闭塞　根据闭塞病变位置与眼动脉分支水平的关系，可将 ICA 闭塞分为以下两种。

（1）眼动脉分支前闭塞：可以检测到以下特征。①二维灰阶成像：ICA 近 - 中段管腔内无异常病变；或存在病变但不足以导致血流中断。② CDFI 显示 ICA 血流充盈为收缩期单向性、不连续性。③频谱多普勒检测到单峰、低速、高阻力性血流频谱特征（图 11-3-7A、B）。此类病变多见于 ICA 生理性发育不良或 ICA 纤维肌发育不良。

（2）眼动脉分支后闭塞：可以检测到以下特征：①二维灰阶成像显示：ICA颅外段结构无明显异常；或存在动脉粥样硬化斑块，但无重度狭窄征。②血流充盈不全，但具有相对连续性。③频谱多普勒可探及收缩与舒张连续性血流频谱，但舒张期血流速度明显减低，血管阻力指数（RI）明显升高（图11-3-7C、D）。

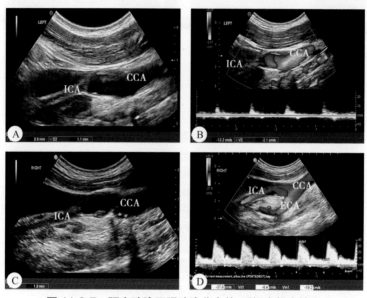

图11-3-7　颈内动脉于眼动脉分支前、后闭塞超声检查

A、B.眼动脉分支前闭塞。A.左侧（LEFT）颈内动脉（ICA）管径纤细，管壁相对增厚（D1）0.9mm、内径（D2）1.1mm。B.彩色血流显像，ICA血流束成像纤细（上图）。频谱多普勒检测，ICA为双向、低速、高阻力性血流频谱特征（下图）。血流速度明显减低，峰值血流速度（V1）12.2cm/s，舒张期末血流速度（V2）2.1cm/s。C、D.眼动脉分支后闭塞。C.右侧（RIGHT）ICA管腔内可见不均回声斑块，血管内径（D1）1.9mm。D.彩色血流显像（上图）显示ICA血流束较颈外动脉（ECA）明显减小。频谱多普勒检测（下图），ICA为高阻力性血流频谱，峰值血流速度（V1）37.6cm/s，舒张期末血流速度（V2）8.4cm/s，平均血流速度（Vm1）19.2cm/s。

四、颈外动脉狭窄与闭塞

临床上单纯颈外动脉(ECA)狭窄、闭塞较少见,多见于 CCA 分叉处粥样硬化斑块累及 ECA 而导致血管狭窄或闭塞,是颈动脉分叉处联合病变的特征。

(一) 颈外动脉狭窄

1. **二维超声**　ECA 主干管腔内探及动脉粥样硬化斑块,内径明显减小。

2. **彩色多普勒**　ECA 管腔内血流束纤细,伴紊乱的"五彩"相间血流成像。

3. **频谱多普勒**　血流速度明显升高,频带增宽,伴异常声频,叩击颞浅动脉时,出现"锯齿样"血流频谱(鉴别 ECA 与 ICA 病变)。

(二) 颈外动脉闭塞

单纯 ECA 闭塞临床症状不明显。但是,急性闭塞者,可影响咀嚼功能。二维超声检查特征同 ICA 闭塞。ECA 主干血管腔内充填异常回声,CDFI 与频谱多普勒检查无血流信号。但是,ECA 慢性闭塞者,ECA 分支动脉血流可探及,但存在血流方向的不一致性,检查中应仔细辨别。

五、颈动脉狭窄与闭塞的侧支循环检查

1. **侧支循环与临床**　一侧或双侧 ICA 或 CCA 重度狭窄或闭塞时,患者的临床症状、体征表现轻重不一;CT 或 MR 影像检查缺血性梗死病变的大小不同,

不同时间在同一个体多次发生缺血性影像改变也并非相同。对于上述相关病因学的分析应考虑以下因素的影响：①颅内动脉侧支循环的建立；②患者对脑组织缺血的耐受力；③患者脑缺血的发生与病变程度、发病状态等的相关性（急性与慢性狭窄或闭塞病变的差异性）。

2. **颅内、外动脉侧支循环通路**　正常人颅底动脉环在双侧前循环之间（前交通支）、一侧或双侧前循环与后循环之间（后交通支）、颅外与颅内动脉之间（颈内 - 外动脉侧支）存在三级侧支循环通路。双侧半球前循环之间、前循环与后循环之间存在血流灌注压不平衡时，出现灌注压力梯度的不对称，就可能导致侧支循环通路的开放。采用经颅多普勒（TCD）或经颅彩色多普勒超声（TCCS/TCCD）可以客观评估 ICA 和 / 或 CCA、双侧 VA 或基底动脉重度狭窄和慢性闭塞性病变原因引起的侧支循环开放。TCD 或 TCCS/TCCD 评估结果与 DSA、CTA 等相关血管影像及脑血流灌注结果有很好的一致性，相关内容请参阅第二章脑血管超声检查。

第四节　颈部后循环供血动脉狭窄与闭塞

颈部后循环供血动脉（VA、SA、INA）狭窄与闭塞性病变导致的后循环缺血性脑卒中的发生率约为20%。颅外段 VA 狭窄、闭塞性病变可发生于 V1 段、V2 段、V3 段任何位置，以 V1 段多见。椎动脉 V1 段是仅次于颈动脉分叉、易发生狭窄的第二个部位。与V1 段狭窄或闭塞相关的后循环缺血性脑卒中或 TIA 的发生率达 10% 左右。临床上，导致 VA 狭窄、闭塞的常见原因有动脉粥样硬化、动脉夹层、血栓栓塞等，以动脉粥样硬化为主要原因。由于 V1 段在颈部位置较深（特别是左侧），检测难度较大，应选择线阵与微凸阵或凸阵探头联合模式检测，可以提高 V1 段病变诊断的准确率。

一、后循环缺血与临床

后循环缺血的临床症状和体征包括：眩晕、恶心和呕吐；少数患者伴有耳鸣、跌倒发作、复视、交叉性感觉障碍、眼震、交叉性瘫痪、吞咽困难、构音障碍、共济失调及平衡与意识障碍等。

二、椎动脉狭窄与闭塞

（一）椎动脉狭窄

颅外段 VA 狭窄率的测量与 ICA 狭窄率的测量基本相同，可以首先通过病变处残余内径与原始内径或残余面积与原始面积的比值进行初步评估。但是，由于 VA 的横切面面积较小，解剖位置深且靠后，检查技术难度相对较大，通常采用纵切面内径测量法检测血管狭窄率，并通过狭窄段与狭窄远段血流动力学参数进一步综合分析评估。

截至目前，国际上尚无统一的 VA 起始段狭窄评估的统一标准。2009 年首都医科大学宣武医院血管超声团队首先发表了以 DSA 为标准,以 V1 段与 V2 段 PSV、EDV 及其比值发表了椎动脉 V1 段不同程度狭窄的血流动力学参数标准,并于 2017 年被欧洲血管外科联盟纳入椎动脉狭窄评估指南(表 11-4-1)。此后,Yurdakul 等(2011)与 Koch 等(2014)先后发表了相关 V1 段狭窄的 CDU 评估标准,但是均以 V1 段>50% 的血流参数评估,没有分级诊断标准。

表 11-4-1 椎动脉狭窄血流参数评估标准(2009)

狭窄率 /%	$PSV_{VA-OR}/$ (cm/s)	$EDV_{VA-OR}/$ (cm/s)	$PSV_{VA-OR}/$ PSV_{VA-IV}
<50(轻度)	≥85	≥27	≥1.3
50~69(中度)	≥140	≥35	≥2.1
70~99(重度)	≥210	≥50	≥4.0

注:PSV_{VA-OR} 与 EDV_{VA-OR} 分别为 VA 起始段收缩期峰值血流速度与舒张期末血流速度;PSV_{VA-OR}/PSV_{VA-IV} 为狭窄起始段与狭窄远段椎间隙段(V2)的 PSV 比值。

由于 VA 狭窄<50% 或狭窄 50%~69% 对于颅内脑血流的灌注无明显影响,临床上对于狭窄 50%~69% 患者的治疗有效性,可通过定期(3~6 个月)门诊随诊复查,比较狭窄段与狭窄远段 PSV、EDV 及 PSV_{VA-OR}/PSV_{VA-IV} 值的改变,注意病变程度的变化,以下内容主要介绍 VA 重度狭窄(70%~99%)的超声检查。

1. **二维超声** 椎动脉 V1~V3 段任一节段重度狭窄病变的管腔内可探及异常回声,导致血管内径减小,测量最狭窄处 VA 残余内径与原始内径的比值,计算内径狭窄率≥70%。二维超声检查显示，V1段、V2段或V3段血管内径可以是环形减小，也可以是偏心性（粥样硬化斑块）内径减小导致血管狭窄（图11-4-1A）。由于VA位置较深，对于体胖、颈短的患者，单纯线阵探头检测二维声像图显示的VA内径清晰度较差，需要更换微凸或低频凸阵探头再检测。若二维声像图无法精准测量残余内径，可在CDFI模式引导下测量血管残余内径与原始内径（图11-4-1B）。但是，此种模式下因色彩外溢，易导致残余内径与狭窄率低估，必须结合血流动力学参数标准综合分析，评估狭窄程度。

2. **彩色多普勒** CDFI检测可显示VA狭窄病变处彩色血流束纤细，并呈"五彩"相间的紊乱血流成像，提示VA狭窄70%~99%（重度），其狭窄远段彩色血流成像色彩变暗，搏动性明显减弱（图11-4-1C、D）。当狭窄<50%时，CDFI检查无明显改变，中度狭窄（50%~69%）时可出现彩色血流充盈不全的特征（相对变细）。

3. **频谱多普勒** 无论是V1段、V2段，还是V3段发生重度狭窄者，狭窄段血流速度将明显升高；PSV>210cm/s，EDV>50cm/s（图11-4-1E）。狭窄以远段血流速度明显减低，多普勒检测呈低阻力性血流频谱改变（图11-4-1F）。

V2段重度狭窄血流动力学改变与V1段基本相似。不同点是狭窄以近段V1段血流速度相对减低伴高阻力性血流频谱特征。

V3段重度狭窄者，V1与V2段血流阻力均升高。

由于 V3 段位置较高,检测难度较大,应采用低频率凸阵探头或微凸阵探头,注意以 CDFI 导引模式,从 V2 段节段性血流成像特征延续为类似"弧形"或"马蹄形"血流充盈特征,即为 V3 段(图 11-4-1G),采用频谱多普勒获取 PSV 与 EDV(图 11-4-1H),根据血流速度标准评估狭窄程度。

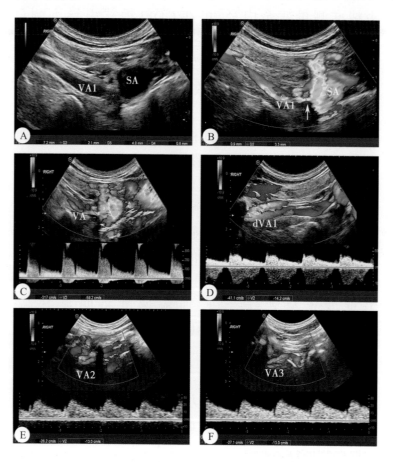

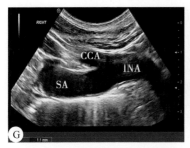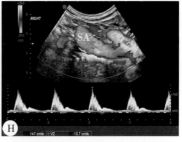

图 11-4-1 颅外段 VA 重度狭窄超声检查

A. 二维声像显示椎动脉的 V1 段(VA1)偏心性(环形)狭窄。后壁检测到 7.2mm(D1)×2.1(D2)mm 大小的低回声为主的斑块,原始内径(D3) 4.8mm,残余内径(D4)0.8mm。B. 彩色多普勒显像 V1 段偏心性狭窄(箭头),在 CDFI 模式下再次测量残余内径(D1)0.9mm,原始内径(D2)3.3mm (注意与前述二维声像检测存在一定的差异性)。局部血流成像明亮。狭窄即后段内径相对增宽(VA1 标识)。C. 狭窄段流速升高,峰值血流速度(V1)317cm/s、舒张期末血流速度(V2)59.2cm/s。D. 椎动脉狭窄以远段 (dVA1)入横突孔之前段血流速度明显减低,峰值血流速度(V1)41.1cm/s、舒张期末血流速度(V2)14.2cm/s。E. 椎间隙段(V2 段)流速进一步减低,并出现峰时明显延迟,收缩期"切迹征",峰值血流速度(V1)26.2cm/s,舒张期末血流速度(V2)13cm/s。F. 椎动脉 V3 段(枕段)CDFI 血流充盈成像呈"弧形"征(上图),流速与 V2 段基本相同(下图),峰值血流速度(V1) 27.1cm/s、舒张期末血流速度(V2)13cm/s,收缩期达峰时间延迟并"切迹征"。G. 患侧锁骨下动脉(SA)无狭窄病变,仅探及 IMT 增厚(D1)1.1mm, 说明该侧 VA 收缩期频谱出现峰时延迟并"切迹征",非锁骨下动脉病变导致的盗血。H.SA 血流充盈正常,频谱无异常,峰值血流速度(V1)147cm/s、舒张期末血流速度(V2)10.7cm/s。

(二)椎动脉闭塞

1. **急性闭塞** 常见的原因有动脉粥样硬化、椎动脉夹层、心源性栓塞等。动脉粥样硬化性病变以 V1 段多见。椎动脉夹层导致的闭塞性病变可以是 V1 段或 V2 段或 V3 段内膜撕脱后,导致顺向(自下而上)或逆向(自上而下)内膜-中层的撕脱,血流进入血管壁,形成壁内血肿导致 VA 闭塞。VA 闭塞也可见于心源性栓塞，如心律不齐、心房纤颤、心功能不全等使左心房、左心耳血栓形成并脱落，导致 VA 栓塞，继发血管闭塞。

（1）二维超声：①动脉粥样硬化。因斑块导致血管狭窄并进展为闭塞。二维显像可以检测出粥样硬化斑块致血管内径不均匀性减小的病变特征。VA 闭塞者以 V1 段粥样硬化斑块多见。闭塞病变以远段 VA 管壁结构尚清晰，管腔内充填均质性低回声或不均质回声。②动脉夹层。病变处管腔节段性增宽，管壁增厚，内膜撕脱致壁内血肿征。③心源性栓塞。患者无动脉粥样硬化性病变特征，管壁结构清晰。主要依据心脏相关病变分析。但是，当患者既存在 VA 动脉粥样硬化斑块血管狭窄特征，又存在 VA 闭塞，且患者合并心源性病变时，超声影像与临床检查结果结合分析，是鉴别病变发生原因的关键。

（2）彩色多普勒：无论何种原因导致的 VA 闭塞，闭塞病变血管腔内血流信号均消失。

（3）频谱多普勒：多普勒血流检测结果与 VA 闭塞病变部位相关。①颅外段闭塞：V1 段至 V3 段全程检测不到血流信号。②颅内段 VA 闭塞。闭塞病变发生于小脑后下动脉分支前段，V1~V2 段可探及低速单峰或双向"振荡型"血流频谱。另一种情况是闭塞病变发生于小脑后下动脉分支后段，V1~V3 段可检测到收缩与舒张期连续性高阻力性血流频谱。

2. 慢性闭塞

（1）二维超声：血管壁与血管腔内的病变以不均质

回声多见,病变与非病变节段新的血管腔内结构分界不清,原始血管内径相对减小,与生理性狭窄后发生动脉闭塞不易区别。鉴别的重点是:①患者有相关脑血管病变危险因素;②既往有脑缺血病史;③初期发病时间与就诊时间相距较长(近期 3 个月内,远期 6 个月及以上);④ CTA 或 MRA 相关影像检查提示闭塞,或相关病变供血区域存在脑缺血病变特征等。

(2)彩色多普勒:慢性 VA 闭塞因病变部位不同,彩色血流声像特征不同;CDFI 检查到闭塞远段侧支血流征象,即 VA 解剖分布区域可探及相对清晰的 VA 肌支血流信号。

3. 椎动脉闭塞与侧支动脉　当椎动脉闭塞发生于动脉粥样硬化性血管狭窄基础上,呈现慢性闭塞病程时,此类患者多以 V1 段重度狭窄后闭塞多见。由于椎动脉在颈部上行过程中,存在侧支吻合动脉(如与颈外动脉分支、枕动脉分支、颈深或颈升动脉之间存在吻合),一旦椎动脉 V1 段血管狭窄逐渐进展至血管闭塞前,远段动脉血流灌注不断减低,导致椎动脉与上述动脉间的吻合开放。因此,对于椎动脉 V1 段闭塞患者的检查,应注意 V2~V3 段侧支小动脉的血流灌注。频谱多普勒显示动脉血流为收缩期与舒张期同向连续性、低速、低阻力性特征,这些细小的动脉侧支汇入 VA 闭塞以远段,并向颅内段供血。对于此类 VA 闭塞的患者,若病变 VA 血管腔内径正常,管腔内病变回声以低 - 中回声为主,其远程侧支存在,但患者有责任病变相关的临床症状与体征,椎动脉内膜切除术血运重建将使患者后循环血流灌注得到改善。

三、锁骨下动脉狭窄与闭塞

第八章第二节相关内容中已介绍,右侧 SA 自 INA 分出,左侧 SA 直接起源于主动脉弓。本节内容不涉及 INA 病变与主动脉弓病变。

SA 是上肢动脉及后循环 VA 的供血动脉。当 SA 发生重度狭窄或闭塞后,将引起同侧上肢动脉及 VA 供血异常,出现上肢缺血的症状、体征:①患侧上肢疲劳感,特别是提重物时加重;②患侧上肢桡动脉搏动减弱或不易触及;③双上肢血压相差 ≥20mmHg。SA 重度狭窄或闭塞导致的脑缺血特征主要是后循环缺血产生的相关临床症状和体征。

SA 狭窄或闭塞性病变以动脉粥样硬化性病变多见。老年患者发病率高,也可见于年轻患者多发性大动脉炎,罕见于主动脉夹层或创伤。左侧 SA 因其起始处成角弯曲(即解剖学特征),容易引起血管壁内膜损伤而导致动脉粥样硬化。SA 狭窄与闭塞是导致锁骨下动脉盗血,引发后循环缺血的重要原因之一。椎动脉分支以远段 SA 狭窄或闭塞,主要是上肢动脉缺血的临床表现。

对于 SA 狭窄的超声诊断,国际、国内尚无统一的标准。因中度以下 SA 狭窄很少导致血流灌注异常,本节主要介绍重度 SA 狭窄相关的血管结构与血流动力学改变,因此,推荐 2011 年宣武医院发表于 *Ultrasound in Medicine and Biology*(*UMB*)杂志的重度 SA 狭窄(70%~99%)评估标准：①狭窄段 PSV ≥343cm/s、EDV ≥60cm/s。② PSV_{OR}/PSV_{Dis} ≥4.0（PSV_{OR}：狭窄段；PSV_{Dis}：狭窄远段）。

（一）锁骨下动脉狭窄

1. 动脉粥样硬化性狭窄

（1）二维超声：通过二维灰阶显像观察病变血管腔内均质或不均质回声、规则或不规则形斑块充填，导致 SA 起始段于椎动脉分支以近或以远段动脉管腔狭窄，通过二维声像图测量斑块的长径与厚径、病变处动脉残余内径与原始内径，计算血管内径的狭窄率。右侧 SA 位置较浅，易于测量。左侧 SA 解剖位置较深，测量有一定的难度，需要通过变换相对低频率探头，达到准确测量的目的。

（2）彩色多普勒：狭窄段动脉管腔内血流充盈不全，"血流束"纤细，色彩明亮，呈现涡流与湍流混杂的紊乱血流特征（图 11-4-2A）。狭窄远段（观察到腋动脉 - 锁骨下动脉移行段）血流充盈色彩暗淡，搏动性下降。

（3）频谱多普勒：狭窄段流速升高，PSV ≥343cm/s，EDV ≥60cm/s，狭窄段（PSV_{OR}）与狭窄远段（PSV_{Dis}）（椎动脉分支以远腋动脉水平段流速测值）比值（PSV_{OR}/PSV_{Dis}）≥4.0（图 11-4-2B）。患侧 VA 血流速度相对减低，血流方向逆转或双向（图 11-4-2C），呈现部分型或完全型盗血征。

SA 狭窄远段（VA 分支以远、腋动脉以近）血流频谱呈非外周动脉型血流频谱：①收缩期加速时间与舒张期减速时间均相对延长。收缩期与舒张期血流同向并呈单相低阻力波形（图 11-4-2D），无外周动脉三相或四相波血流频谱特征。②患侧 VA 收缩期血流方向逆转,舒张期血流方向正常,出现典型的双相型血流频谱改变。③患侧上肢桡动脉流速减低,呈低阻力性血流频谱改变。

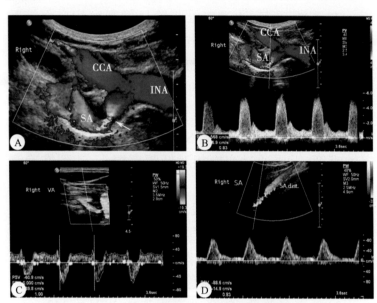

图 11-4-2　锁骨下动脉狭窄超声检查

A. 彩色血流显像,右侧(Right)颈总动脉(CCA)、右侧锁骨下动脉(SA)、无名动脉(INA)。SA 于 VA 分支以近段狭窄,狭窄段的血流束纤细(箭头)。B. 频谱多普勒检测狭窄段血流速度明显升高,峰值血流速度(PSV)568cm/s,舒张期末血流速度(EDV)96.9cm/s,RI 0.83。C. 患侧椎动脉血流频谱呈"振荡"形,收缩期反向、舒张期正向。VA 的 PSV-60.9cm/s,EDV 39.9cm/s,RI 1.0。D.SA 狭窄远段流速检测 PSV-88.6cm/s,EDV-14.8cm/s,为单向连续性低阻力性血流频谱特征,RI 0.83。

2. 大动脉炎性狭窄

(1)二维超声:典型特征性改变是,锁骨下动脉管壁全层增厚,管腔均匀性狭窄,具有诊断特异性。临床常见头臂干大动脉炎患者的病变多数累及 INA、SA 与 CCA；但是，CCA 分叉以上段 ICA 及 ECA 较少累及。

（2）彩色多普勒：血流充盈不全，长段纤细"血流束"特征。SA 狭窄远段、同侧 VA 的血流灌注异常，显示血流充盈无"高亮带"特征。

（3）频谱多普勒：主要与 SA 病变程度相关，血流动力学变化的分析，可参阅上述锁骨下动脉粥样硬化性狭窄相关的评估特征。

（二）锁骨下动脉闭塞

锁骨下动脉闭塞是基于动脉粥样硬化狭窄、大动脉炎性病变、动脉夹层或动脉栓塞等病变的基础上发生的。

1. **二维超声**　通常，SA 闭塞病变位于 SA 起始段或近心段。近段 SA 闭塞声像特征有些不同：①动脉粥样硬化斑块特征。无论是右侧还是左侧 SA 闭塞，均可以发现与闭塞相关的动脉粥样硬化性斑块病变。②非动脉粥样硬化性病变特征，如动脉夹层、动脉栓塞等血管壁结构与血管腔内特征。③大动脉炎性病变特征等。

2. **彩色多普勒**　SA 闭塞病变的血管腔内无血流信号。但是，近段 SA 闭塞者，VA 分支以远的 SA 可探及彩色血流成像，收缩与舒张期呈现连续性血流特征，其血流来源于患侧 VA 的逆向灌注、患侧 VA 血流方向逆转（SA 完全型盗血征）。

3. **频谱多普勒**　SA 闭塞段无血流频谱。病变远段 SA 可探及收缩期与舒张期连续性低速、低阻力性血流频谱，与患侧 VA 血流频谱相似，血流方向逆转，即锁骨下动脉完全型盗血特征(请参考本节后续内容)。

四、无名动脉狭窄与闭塞

当 INA 发生重度狭窄或闭塞后,不仅影响右侧 SA 和 VA 血供,同时影响右侧 CCA 供血,临床上不仅出现上肢缺血,同时出现后循环和右侧颈内动脉系统缺血的临床特征。INA 狭窄或闭塞者以大动脉炎性病变多见,以青壮年人多见,特别是年轻女性患者脑卒中发生的原因与 INA 大动脉炎性病变导致的血管狭窄或闭塞相关。

1. **二维超声** 与 SA 狭窄、闭塞性病变相同,INA 病变同样可以检测到动脉粥样硬化、动脉夹层或大动脉炎性病变的血管结构改变。大动脉炎性病变引起 INA 狭窄或闭塞者通常同时累及右侧 CCA 与 SA。

以下内容简述大动脉炎性 INA 重度狭窄的二维、彩色多普勒血流成像与频谱多普勒超声检查特征。INA 和右侧 SA、右侧 CCA 管壁均匀性增厚,呈以中等回声为主的不均质回声特征(图 11-4-3A),近管腔层面回声相对减低,超声造影模式可以观察到新生血管,说明为炎症进展期或急性发作期。由于 INA 管径粗大,临床上以狭窄病变多见。通过二维超声对血管内径的测量,计算血管直径狭窄率 ≥ 70% 的患者,同侧 CCA 及 SA 可能出现炎性病变之血管壁结构改变,也可以出现血管壁结构基本正常,但与血管内径负性重构(图 11-4-3B)相关的血流动力学改变以及继发前、后循环侧支循环,血流动力学变化的综合评估是临床超声检查中应特别注意的问题,我们推荐对于 INA 病变的患者,更应采取颈动脉与脑血管超声同步评估的模式,这是对病变准确判断的重要保证。

2. **彩色多普勒**　INA 狭窄处血流速度升高,CDFI 出现紊乱血流征象。同侧 CCA 与 SA 分支水平段出现湍流与涡流混杂的血流充盈特征(图 11-4-3C)。INA 闭塞者 CDFI 无血流成像,病变可能累及右侧 CCA 与 SA 近段血栓形成。大动脉炎性病变致 INA 闭塞者,SA 远段可探及由同侧 VA 及甲状颈干逆向 SA 的血流灌注特征,即锁骨下动脉盗血形成。

3. **频谱多普勒**　INA 重度狭窄征:①狭窄处高流速(图 11-4-3D)。②同侧 CCA、ICA、ECA、SA 均呈低速、低阻力性血流频谱改变(图 11-4-3E~G)。③同侧 VA 血流方向为正向、双向或完全性逆转。血流频谱为双相或单相(图 11-4-3H)。④颈部侧支动脉血流丰富,甲状腺上下动脉间、椎动脉与 ECA 之间,均可能形成侧支循环通路,检查中应注意检测辨别。⑤右侧 SA 与 CCA 均为侧支供血,血流方向可能不一致,CCA 近段为上行血流(经 SA 分流),中远段为低速、低阻力性血流频谱,远段分叉水平血流可出现瞬间反向。⑥同侧 ICA 与 ECA 血流方向不一致等。

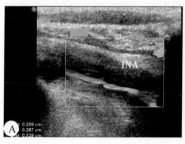
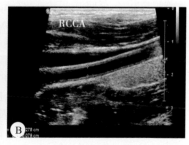

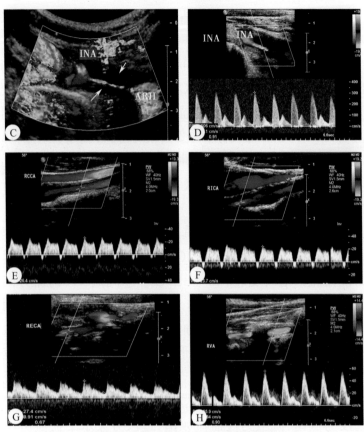

图 11-4-3 无名动脉狭窄超声检查

A. 线阵探头检查 INA 管壁明显增厚(0.259cm),回声不均,以中等回声为主,血管前壁为中 - 低回声,厚约 0.287cm,前壁较后壁明显增厚(0.546cm),后壁(厚 0.329cm)为中等回声;B. 同侧 CCA 远段管壁结构正常,管腔内径明显减小 0.278cm,IMT 0.079cm;C. 凸阵探头检查,INA 从主动脉弓(ARH)起始段即出现大动脉炎性改变,血管狭窄,彩色血流显像纤细;D. 狭窄段高流速,PSV 306cm/s,EDV 28.1cm/s,RI 0.91;E. 患侧 CCA 血流速度明显减低,频谱异常,舒张期反向低速,PSV 26.4cm/s,EDV 呈反向"钉子波";F. 患侧 ICA 流速明显减低 PSV 23.7cm/s,血流频谱及 EDV 频谱同 CCA;G. 患侧颈外动脉呈现低阻力、低速血流频谱改变,PSV 27.4cm/s,EDV 8.91cm/s,RI 0.67;H. 患侧 VA 血流方向逆转(完全型盗血征),PSV 55.9cm/s,EDV 5.84cm/s。

五、锁骨下动脉盗血

（一）盗血类型

SA、INA 发生重度狭窄或闭塞后，均可导致患侧 SA 向上肢动脉供血异常，出现上肢缺血的临床表现。同时，通过患侧 VA 血流逆向供应上肢，继发患侧 VA 供血区域血流方向与灌注异常，继发后循环和上肢缺血的临床症状和体征，即锁骨下动脉盗血综合征（subclavian steal syndrome，SSS）。超声检查基于 SA 病变特征及患侧 VA 血流动力学改变特征，对锁骨下动脉盗血（subclavian artery steal，SAS）的程度分为三级。

1. Ⅰ级盗血（隐匿型盗血）　正常 VA 血流方向收缩期与舒张期均为负向（背离探头），从颅外向颅内供血（图 11-4-5A）。对于动脉粥样硬化性病变患者，即使没有 SA 狭窄、闭塞性病变，可能存在椎动脉收缩期达峰时间相对延迟特征（图 11-4-4A）。SA 狭窄＞50% 但＜70% 者，双上肢血压相差＜20mmHg 时，VA 血流方向正常，但收缩期峰时相对延长，伴收缩峰出现"钝挫"，呈"切迹样"特征，增加患侧上肢活动或采用上肢加压式束臂试验过程中，患侧 VA 血流频谱的收缩期"切迹"加深，可确定为Ⅰ级 SAS（图 11-4-4B）。

2. Ⅱ级盗血（部分型盗血）　SA 狭窄≥70% 但＜90%。双上肢血压相差＞20mmHg，患侧 VA 血流方向出现收缩期正向、舒张期负向的双相血流频谱，彩色血流成像表现为"红-蓝"交替血流征(图11-4-4C)。

3. **Ⅲ级盗血(完全型盗血)** SA狭窄≥90%或闭塞。患侧VA血流方向完全逆转(与CCA血流完全反向)(图11-4-4D)。

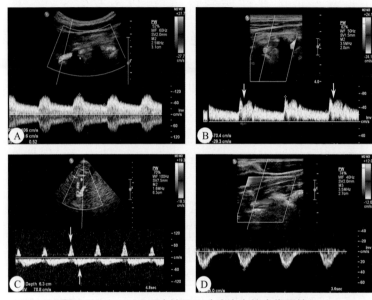

图11-4-4 不同程度锁骨下动脉盗血的声像图特征

A.正常椎动脉血流频谱:虽然收缩期达峰时间延迟,但频谱峰形无异常;B.Ⅰ级盗血(隐匿型):血流速度及血流方向正常,收缩期达峰时间延迟伴峰形异常,收缩期末、舒张早期出现"切迹征"(箭头所示);C.Ⅱ级盗血(部分型):椎动脉收缩期血流方向正向(朝向探头),舒张期负向(向颅内)(振荡型),PSV 70.8cm/s;D.Ⅲ级(完全型):患侧VA血流方向逆转(参照速度色标),PSV 35cm/s,EDV 0cm/s。

(二)锁骨下动脉盗血途径分析

SA或INA存在重度狭窄或闭塞性病变产生的典型SAS,基于双侧VA及对侧SA不存在重度狭窄或闭塞性病变,SAS 通路畅通。以右侧 SA 闭塞为例,SAS 的通路是:经左侧 SA →左侧 VA →双侧 VA 颅内汇合水平→右侧 VA →右侧 SA 闭塞性病变以远段→右侧上肢动脉。这条"盗血通路"上任一节段存在重度狭窄或闭塞性病变者,均可以不发生 SAS。图11-4-5 表述了 SA 的不同病变程度、模拟血流频谱及颅内段椎动脉血流方向、频谱变化与盗血相关途径模式。

　　既往研究报道,INA 或 SA 狭窄程度越重,SA 盗血程度也越重,90% 的患者 SA 盗血与狭窄程度直接相关。但是,如果盗血途径"不畅",可能出现盗血程度(盗血类型)与 SA 或 INA 病变程度不一致。主要的原因有:①一侧 VA 闭塞者(无论颅内段或颅外段),无"盗血"发生。②双侧 SA 重度狭窄者,无明显压力梯度改变,无"盗血"发生或一侧不典型盗血。③一侧 SA 重度狭窄,一侧 SA 闭塞,无典型盗血征。④患侧 VA 重度狭窄,"盗血"程度减轻。

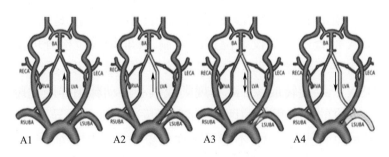

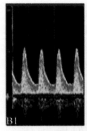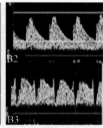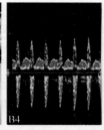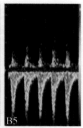

图 11-4-5 锁骨下动脉盗血途径的模式与频谱图特征

A1~A4. SA 正常与 SA 不同病变程度产生的血流方向变化模式。A1. SA 正常,椎动脉血流方向正常。A2. SA 中度狭窄(>50%,<70%),VA 血流方向正常。A3. SA 重度狭窄(≥70%),VA 血流方向出现"振荡"型双向血流改变。A4. SA 闭塞,椎动脉血流方向完全逆转。B1~B5. 随 SA 病变程度增加,患侧颅内段椎动脉血流频谱变化。B1. SA 正常,椎动脉血流方向正常的频谱。B2. 50%<SA 狭窄<70%,椎动脉血流方向正常,收缩期"切迹征"(Ⅰ级盗血)。B3. 若合并 VA 狭窄病变时,VA 出现收缩期"切迹征"(Ⅰ级盗血),同时伴相对低阻力性频谱特征。B4. SA 狭窄 70%~99%,VA 双向血流征,收缩期正向(颅内向颅外)、舒张期负向(颅外向颅内),呈"振荡型"血流频谱(Ⅱ级盗血)。B5. SA 闭塞。VA 血流方向完全逆转(Ⅲ级盗血),由颅内向颅外逆向供血。

第五节 超声评估颈动脉狭窄注意事项

颈部血管狭窄诊断的金标准是 DSA。但是,常规 DSA 检查由于受投射位置的限制,在非切线位检查可能低估狭窄程度,有时不能显示狭窄的最大角度(尽管有 DSA 三维旋转成像),对不规则或偏心性动脉粥样硬化斑块造成的狭窄程度的评估,存在测量准确性的差异,只能显示血管狭窄程度,不能显示血管壁病变结构特征。

血管超声检测技术是通过二维、彩色血流、能量多普勒、超声造影显像及频谱多普勒超声对血管结构及血流动力学参数检测分析,对颈部血管狭窄性病变进行定性、定量及定位的综合评估。曾有研究报道,针对 DSA 诊断颈动脉狭窄<70%、70%~99% 及闭塞病变的超声检查敏感性分别为 87%、86% 及 96%,特异性为 95%、90% 及 100%,认为血管超声判断颈动脉狭窄大于 70% 时其准确性与 DSA 检查一致。但是,超声检查判断血管狭窄程度应注意以下几个方面的问题。

一、钙化性斑块对狭窄程度的影响

强回声(钙化)斑块后方因声影的遮挡,影响彩色血流信号成像和狭窄程度的直接观察。应通过多切面、多角度扫查,横切面与纵切面联合,线阵探头与微凸、或凸阵探头结合使用。在二维超声、彩色多普勒血流显像评估动脉病变结构变化的基础上,应用频谱多普勒血流动力学参数的检测进一步评估。

二、患者年龄对病变检查评估的影响

随着患者年龄的增长,血管弹性下降,血管狭窄后病理性扩张,心脏舒缩功能与血细胞比容、血液黏稠性等变化,均影响血流动力学参数检测结果的准确性。因此,同一患者双侧同名动脉检查结果必须对比分析。

三、侧支循环代偿对狭窄程度评估的影响

当 ICA 重度狭窄或闭塞时,同侧 ECA 血流速度代偿性增快,VA 代偿性增粗且血流速度升高;若同时合并

ECA 或 VA 狭窄病变者,无论是颅内段还是颅外段动脉,血管狭窄程度可能出现高估狭窄率的问题,影响狭窄程度评估的准确率。

四、解剖对颈动脉狭窄程度评估的影响

颈动脉走行迂曲、生理性变异导致狭窄部位、狭窄长度显示不清者,容易发生动脉狭窄程度低估的问题。

五、规范化检查与精准评估的理念

作为一名具有超声检查专业资质的医师,在颈动脉超声检查中能够牢记:标准化切面,规范化评估,颅内、外动脉联合,血管结构与血流动力学参数结合等理念,是提高颈动脉血管超声诊断准确性的关键。

第六节 报告书写内容与体例展示

颈动脉超声报告内容包括超声检查结果描述与超声诊断提示两部分内容。

一、超声检查结果描述

(一)按照解剖动脉名称顺序

完整颈部动脉超声检查结束后,按照解剖介绍的动脉顺序写出超声检查结果描述。双侧同名动脉对比方法,按照颈总动脉、颈动脉球部、颈内动脉、颈外动脉、椎动脉及锁骨下动脉及无名动脉顺序描述。

(二) 描述内容

对颈动脉检测的阳性与阴性所见进行顺序表述,为超声检查结果提示列出相关循证医学依据,以下列举相关报告描述示例。

1. 阴性检查结果　依次描述上述双侧同名动脉内径对称性、内 - 中膜厚度正常、血流速度与血管阻力指数未见异常。

2. 内 - 中膜增厚伴斑块　左(右)侧颈总动脉内 - 中膜不均匀增厚;斑块的位置、大小、数量、形态、回声基本特征描述。

3. 血管狭窄　描述责任血管病变的特征,包括粥样硬化斑块(位置、大小、易损斑块特征:纤维帽完整性、斑块内出血及溃疡性斑块等)或非粥样硬化性病变(血栓、壁内血肿、炎性病变等),残余内径、原始内径、狭窄段、狭窄近段与远段的血流动力学参数(PSV、EDV、RI)。

4. 血管闭塞　病变的位置、次全闭塞(线样征描述)与完全性闭塞、近段与远段闭塞、颈部相关侧支循环建立的特征等。

二、超声诊断提示

1. 定性　病变性质的提示:如动脉粥样硬化性病变者,首先提示左侧(右侧或双侧)颈动脉内 - 中膜不均匀性增厚伴斑块形成。非动脉粥样硬化性病变,如双侧(或单侧)颈动脉大动脉炎性病变、左(右)侧颈动脉夹层等。

2. 定位　病变动脉(解剖动脉名称)。

3. **定量**　病变程度为狭窄 <50%、50%~69% 狭窄、70%~99% 狭窄）、闭塞（次全闭塞、完全性闭塞）。

三、颈部动脉超声报告体例

（一）颈内动脉狭窄

1. **病史和相关检查**　患者男性,61 岁。发作性右侧肢体麻木 1 个月余,偶感言语不畅。MRI 检查双侧半球多发缺血性病灶。既往高血压病史 3 年余,用药不详。近期发现总胆固醇及低密度脂蛋白（LDL）升高,血常规、心电图未见异常。

2. **超声检查声像图**　检查结果示例:①左侧颈总动脉至颈内动脉近段动脉的前外侧壁与后内侧壁分别探及 24.3mm × 4.7mm 及 22.7mm × 3.1mm 的斑块,残余内径 0.8mm,原始内径 9.6mm。②彩色血流声像显示颈动脉球部（BULB）狭窄管腔血流充盈纤细,狭窄以远段管腔相对增宽,血流紊乱。③频谱多普勒检查狭窄段 PSV 527cm/s,EDV 222cm/s。④狭窄远段 PSV 54.6cm/s,EDV 24.4cm/s。⑤颈外动脉（ECA）PSV 160cm/s,EDV 15.3cm/s。

3. **超声描述**　左侧颈总动脉内 - 中膜不均匀性增厚。颈总动脉远段至颈内动脉近段的血管前内侧壁、外侧壁至后内侧壁及内侧壁呈环形分布的不规则形、不均质回声斑块,前外侧壁与后内侧壁分别探及 24.3mm × 4.7mm 及 22.7mm × 3.1mm 的不规则形斑块,以中等回声为主,局部内径减小,残余内径 0.8mm,原始内径 9.6mm。狭窄处最高流速达 PSV 527cm/s,EDV

220cm/s；其远段流速明显减低 PSV 54.6cm/s，EDV 24.4cm/s，血流频谱呈现低阻力性改变。

左侧颈外动脉血管结构及血流速度基本正常。

4. 检查诊断提示　左侧颈动脉内 - 中膜不均匀性增厚伴斑块形成（多发），左侧颈内动脉狭窄（70%~99%）。

（二）颈内动脉闭塞

1. 病史与相关检测　患者男性，65 岁。发作性左侧肢体感觉异常伴短暂性无力（时间未超过 24 小时）、间断性头痛 6 个月，近 1 周以来出现左侧肢体无力。先后行 CT 检查提示右侧基底节区多发性缺血灶。MRI 检查右侧脑室旁、颞顶额叶多发性腔隙性脑梗死。既往高血压病史 10 年余，用药不详。血脂升高多年（未规律性用药）。

2. 超声检查声像图　检查结果示例：①双侧颈总动脉内 - 中膜不均匀性增厚，左、右侧 CCA 后内侧壁分别探及 13.6mm×3.1mm、25.6mm×2.4mm 大小、不规则、不均质回声的斑块。②右侧颈动脉从颈总动脉分叉至颈内动脉（ICA）颅外段全程血管腔内充填不均质回声。③彩色多普勒血流显像显示 ICA 血流不连续。④右侧颈内动脉检查 PSV 49.5cm/s、EDV 5.0cm/s，RI 0.90。左侧颈内动脉 PSV 69.9cm/s、EDV 17.1cm/s，RI 0.76。

3. 超声描述　双侧颈总动脉管径基本对称，内 - 中膜不均匀性增厚，血流速度不对称。右侧颈总动脉流速相对减低，血管阻力明显升高（右侧 RI 0.90，左侧 RI 0.76）。

右侧颈内动脉从分叉以远管腔内充填不均质回声，

彩色血流声像显示无血流成像,颈动脉球部可见"红蓝"相间的"开关"血流声像特征。

  4. 超声诊断 双侧颈动脉内 - 中膜不均匀性增厚伴斑块形成(多发);右侧颈内动脉闭塞(慢性闭塞)。

第十二章
颈动脉血运重建超声评估

颈动脉狭窄或闭塞性病变导致缺血性脑卒中的发生率为 20%~30%，其中症状性颈动脉狭窄性脑卒中的发病率达 15%。颈动脉粥样硬化斑块是导致颈动脉狭窄、闭塞性病变的重要原因。颈动脉狭窄或闭塞，一方面引起颅内动脉灌注下降，另一方面粥样硬化斑块的破裂、斑块内出血、溃疡性斑块等引起颅内动脉栓塞，是导致脑卒中发生的重要机制。

美国从 20 世纪 50 年代开始，进行了大量的循证医学研究和临床实践，证明颈动脉内膜切除术（CEA）的有效性，其中以北美症状性颈动脉内膜切除术试验（NASCET）、欧洲颈动脉外科试验（ECST）及无症状性颈动脉粥样硬化研究（ACAS）为代表的临床试验充分证明，CEA 是一种安全、有效的缺血性脑卒中防治的方法，奠定了 CEA 在治疗颈动脉狭窄中的金标准地位。临床实践也证实，无论症状性或无症状性颈动脉重度狭窄，实施 CEA 结合术后内科治疗的预后优于单纯内科治疗。

长期以来，人们对缺血性脑卒中关注的重点多放在脑卒中后的治疗上,CEA则是重点前移,预防脑卒中的发生。通过颈动脉内膜切除术,清除颈动脉粥样硬化斑块,恢复脑血流灌注,减少脑血栓与脑栓塞(微栓子)的风险,减少脑卒中的复发率。在西方欧美等地区,CEA术已成为动脉粥样硬化性颈动脉狭窄的常规治疗方法,全美每年10万~20万人接受CEA术,而我国2013年仅1 376例(数据来自2014年中国脑卒中大会)。通过近10年国家卫健委(原卫生部、卫生计生委)脑卒中防治工程委员会对脑卒中防治工程的推进,2018年中国脑卒中防治报告显示,全国CEA近5 000例/年。国内CEA完成的数量与西方国家之间存在巨大差别的原因在于: ①百姓对于CEA预防脑卒中的认识理念较差; ②临床对颈动脉狭窄外科治疗的方法选择是颈动脉支架介入,远多于CEA; ③具备CEA技术的医师数量少,CEA麻醉技术水平以及CEA技术培训与推广不够; ④CEA术前,超声对斑块的位置、结构特征以及斑块累及颈动脉分叉上下范围、颅内动脉侧支循环建立与否以及术中分流实施的相关性等关键性技术未开展或评估技术水平较差,相关理念未受到临床手术医师与麻醉科医师的重视,针对CEA术患者超声的评估价值尚未充分认识; ⑤术中脑血流与微栓子监测技术未开展,技术推广与普及有待深入; ⑥围手术期脑缺血发作或脑卒中的风险预测评估不充分等。

另外,美国有2 000多名血管外科、神经外科医师可以从事CEA,有5 000多名血管超声诊断医师,凭借完善的筛查体系,发现适合CEA的患者,并在安全评估的前提下实施手术。由于这类手术技术要求高,围手术期脑缺血和脑卒中的发生率与死亡的风险要严格控制。那么,血管超声医师如何做好 CEA 围手术期的脑血流动力学监测,提高手术成功率,是目前临床关注的焦点。

第一节 颈动脉内膜切除术

一、颈动脉粥样硬化与 CEA

(一) 基本介绍

颈动脉粥样硬化斑块是导致缺血性脑血管病的重要原因之一。斑块的进展一方面可导致血管狭窄或闭塞,引起颅内动脉血流灌注减低,造成缺血性神经功能损害;另一方面斑块破裂,脱落的血栓或栓子随血流到达颅内动脉导致脑动脉栓塞,引发短暂性脑缺血发作(TIA)或脑梗死。1951 年美国神经外科医师 Spence 首次成功地施行了 CEA;1953 年 Debakey 首次为颈动脉闭塞的患者成功施行了 CEA 血运重建术。采用手术方法切除颈动脉粥样硬化斑块,使颈动脉狭窄或闭塞患者的脑血运通路得以重建,CEA 作为治疗和预防颈动脉缺血性脑血管病的有效方法之一,在欧美国家已经被临床及患者广泛接受。

(二) 颈动脉内膜切除术适应证与风险评估

根据北美症状性颈动脉内膜切除术试验(North American Symptomatic Carotid Endarterectomy Trail, NASCET)研究结果确定的 CEA 适应证包括:近期(4 个

月）内出现 TIA、颈动脉重度狭窄（70%~99%）或闭塞并发易损斑块患者。我国开展这个手术较晚,根据国家卫健委（原卫生部、卫生计生委）脑卒中防治工程委员会成立国家高级卒中中心开展 CEA 的手术指征有:①颈动脉狭窄 ≥70%,有或无脑缺血症状;②颈动脉狭窄 ≥50% 伴脑缺血症状、狭窄处溃疡斑块形成的患者。

　　既往的研究已证实,CEA 术后脑缺血病变的发生与患者术前侧支循环功能、术中脑血流灌注的下降或微栓子的栓塞密切相关;术后脑水肿或脑出血的发生与术中、术后血运重建后脑血流的过度灌注相关,即过度灌注综合征。对于拟接受 CEA 血运重建治疗的患者,脑血流的术前评估、术中监测、术后随访,是减少术后脑缺血或脑出血等并发症、提高 CEA 手术成功率的重要手段。

　　CEA 围手术期的风险包括:①术中脑血流的低灌注或微栓子的发生;②术中或术后因血压过高或患者脑血管自动调节功能差,继发脑血流过度灌注。因此,如何预测评估术中可能发生的颅内动脉低灌注或术后脑血流过度灌注的风险,是 CEA 手术医师关注的重点,与CEA 的成功率密切相关。

　　近年来,国家卫健委（原卫生部、卫生计生委）脑卒中防治工程委员会对国家高级卒中中心建设的基本要求,开展血运重建技术之一即 CEA。如何进行 CEA 术前责任血管的风险评估、提高 CEA 的成功率,不仅依赖于外科医师的技术水平,还应在术前与术后对脑血流动力学变化、侧支循环功能状态（开放与关闭）、病变血管结构特征进行精准评估,术中对脑血流动力学变化与麻醉深度、血压调控等生命体征相关的脑血管功能进行动态评估。通过实时监测的方法,可以减少 CEA 术中和 / 或术后脑血流低灌注或过度灌注导致的脑缺血和 / 或过度灌注综合征、脑出血等风险的发生率,实时监测具有重要的临床应用价值。

二、基本手术步骤

为了更好地理解血管超声术中监测的必要性,应首先知晓 CEA 的基本流程。

1. **颈动脉分离期** 从切开皮肤,到完成分离显示 CCA、ICA、ECA 及甲状腺上动脉(STA)过程,切口范围应超过粥样硬化斑块上下"肩部"1cm。

2. **颈动脉临时性阻断期** 临时性阻断 ECA(包括其分支 STA)、CCA 和 ICA 血流。此期重点是监测阻断颈动脉后,对手术侧与非手术侧 MCA 血流动力学参数的变化进行比较,为术者提供是否实施临时性转流的信息。

3. **颈动脉切开斑块去除期** 剥离并切除颈动脉内膜及动脉粥样硬化斑块。

4. **颈动脉切口缝合与血流开放** 斑块去除并颈动脉切口缝合完毕后,先后顺序开放 ECA、CCA、ICA。开放颈动脉的正常顺序是减少栓子脱落及气栓的重要环节,超声医师术中监测也必须牢记并密切注意开放过程中脑血流动力学变化与微栓子的发生及数量。

颈动脉开放后,手术侧颅内动脉血流动力学参数恢复正常,且保持相对稳定状态,观察无新发微栓子信号,此时可告知术者,脑血流稳定,术者开始缝合颈动脉鞘、肌肉和皮肤,CEA 结束。

三、术中监测方法

1. **脑电图监测**　利用脑电图(electroencephalogram,EEG)监测皮质神经元的电活动,可间接了解 CEA 手术侧的脑血流灌注、神经反射与电生理活动的相关性。在颈动脉阻断期间,如发生脑缺血,EEG 的脑电波信号特征表现为振幅相对下降或频率相对减慢。但是,麻醉药物及血 CO_2 分压对脑血流的影响,EEG 信号的显示具有延迟性,在临时阻断颈动脉时,TCD 监测脑血流动力学参数已发生明显减低的情况,决定实施临时性颈动脉转流。但此时,EEG 没有即刻出现异常,放置转流管后TCD 监测显示血流动力学参数改善后,EEG 同样存在延迟恢复的现象。因此,单纯 EEG 监测脑电波的变化,间接提示脑缺血的改变,存在明显的延迟效应,不提倡采用单纯 EEG 对实施 CEA 的患者进行监测。

2. **体感诱发电位监测**　利用体感诱发电位(somatosensory evoked potential,SSEP)监测中枢皮质电位的改变,间接了解手术侧的脑血流是否充足。当阻断颈动脉期间,出现脑缺血表现的典型特征是皮质电位的波幅改变。但是,SSEP 监测需要较好地屏蔽隔离设施,对于局限性脑缺血可能缺乏特异性。

3. **ICA 残端压检测**　阻断 CCA 和 ECA 后,通过颈动脉残端压力的测定,间接了解手术侧的脑血流状态。

当阻断颈动脉后 ICA 远段反流压的压力阈值在 25~50mmHg，需要实施临时性转流管，但是临床上对于 ICA 残端压的标准并非统一。ICA 残端压一定程度上反映颅内动脉侧支循环的功能状态。鉴于 CEA 术前血管超声可以对 CEA 术前患者进行系统的侧支循环评估，并提示 CCA 阻断后的患侧 MCA 血流状态，同时在 CEA 术中实时监测 MCA 的血流状态，无须术中再行 ICA 残端压的检测。

4. 术中局部脑血流量测定　脑血流量的评估可以通过 CT、MR、单光子核素扫描等，需专业大型仪器设备，不适于术中监测。

5. TCD 对脑血流与微栓子的监测　TCD 是目前应用最广泛的监测方法，可以持续监测手术侧 MCA 的血流动力学参数变化；观察 CEA 术中临时阻断颈动脉所致的低灌注、术中及术后的微栓子信号、术后过度灌注综合征；动脉再狭窄或闭塞等情况的发生；实时分析脑缺血或脑出血的可能机制；对于相应的干预治疗，TCD 还可以观察疗效，包括是否放置临时性转流管及转流管放置的成功性；出现微栓子时，可以观察强化治疗的疗效；为血压的调控提供依据；利于医师采取积极的相关措施，预防可能的并发症。此外，TCD 具有无创、价廉、可床旁操作等优势。TCD 的局限性是对声窗穿透不良者监测比较困难，可以使用眼窗进行间断检测。但是，近年来随着 TCD 技术的发展与临床应用的普及，透声不良的比率已明显减低。

第二节　颈动脉内膜切除术的超声评估

一、术前血管超声评估

颈动脉狭窄或闭塞性病变常见的原因是动脉粥样硬化,提高颈动脉粥样硬化性狭窄或闭塞病变的精准化评估水平,可以提高 CEA 手术的成功率。CEA 术前血管超声的评估包括颈动脉超声评估与脑血管超声评估两大部分。

(一)颈动脉超声评估

CEA 术前颈动脉超声评估应包括责任斑块累及范围、斑块与 CCA 分叉解剖位置关系、责任斑块结构特征、颈动脉狭窄程度等。

1. 责任斑块累及范围　针对 CEA 手术侧病变的评估,责任斑块累及范围如下。①责任斑块大小:以颈动脉分叉为标准,测量斑块累及 CCA 分叉上方及分叉下方的长度(mm 或 cm),精准测量斑块上端与下端之间的长度及斑块最厚处的厚度(mm)。特别要注意责任斑块上下端血管壁的钙化及累及长度的描述,它关系到术中实施临时性分流过程中的风险预测与斑块切除后的血管壁缝合的成功性、减少斑块的残留等。因为,当斑块过长,特别是斑块不能完整切除时,可能导致术中斑块破裂、血栓形成或脱落后到达颅内,引发动脉 - 动脉栓塞;或导致急性颈内动脉闭塞。图 12-2-1 是 1 例颈动脉

CEA 患者术前超声评估示图。②非手术侧病变的术前评估同样具有临床重要性。若非手术侧也存在重度狭窄时,特别是临床 CTA 检查结果与超声评估结果存在差异性,要确定超声与 DSA 结果完全一致,更能体现出脑、颈血管超声联合精准评估对接受 CEA 治疗患者的风险预测,具有重要的临床价值(图 12-2-2)。

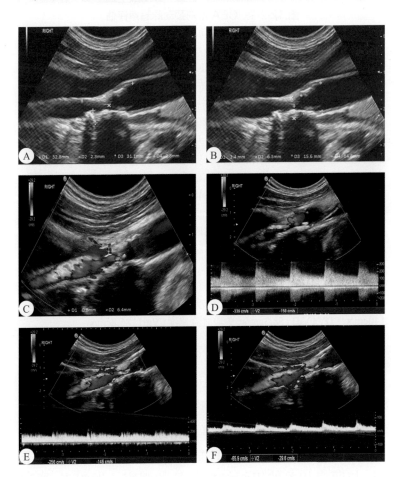

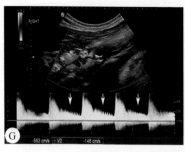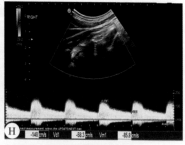

图 12-2-1 CEA 术前颈动脉超声评估

A. 二维显像显示,右侧(RIGHT)颈动脉分叉水平至颈内动脉近段的管腔内充填不规则、不均质回声伴强回声"钙化"性斑块。前外侧壁斑块(D1、D2)32.8mm×2.3mm;后内侧壁斑块(D3、D4)31.1mm×2.8mm。B. 斑块导致颈动脉血管内径减小,残余内径 1.4mm(D1),原始内径 6.3mm(D2)。斑块自颈动脉分叉向下累及范围后内侧壁长 15.6mm(D3)、前外侧壁长14.8mm(D4)。C. 彩色多普勒血流成像显示,狭窄段动脉管腔内血流束纤细,残余内径 0.8mm(D1),原始血管内径 6.4mm(D2),与二维灰阶成像测量的结果基本一致。D. 频谱多普勒显示狭窄段流速明显升高,峰值血流速度(PSV)(V1)339cm/s,舒张期末血流速度(EDV)(V2)158cm/s。E. 颈动脉狭窄即后段血流速度相对下降伴涡流与湍流相间的血流显像(上图),多普勒频谱显示舒张期呈"锯齿样"波形(下图)。PSV(V1)256cm/s,EDV(V2)146cm/s。F. 狭窄最远段(入颅前段)流速明显下降,PSV(V1)65.9cm/s,EDV(V2)29.6cm/s。G. 右侧颈外动脉(ECA)狭窄,血流速度明显升高,PSV(V1)563cm/s,EDV(V2)146cm/s,频谱多普勒显示相对低阻力性改变,采用颞浅动脉叩击试验显示,右侧 ECA 频谱出现"锯齿样"波形,证实ECA 狭窄的血流动力学特征。H. 椎动脉血流速度代偿性升高,PSV(Vp1)140cm/s,EDV(Vd1)58.3cm/s,平均血流速度(Vm1)85.8cm/s。

2. 责任斑块结构特征 责任斑块纤维帽完整性及连续性,是否存在"溃疡"、斑块内出血或斑块表面新鲜血栓等,这些斑块的结构及声像特征与术中斑块切除前微栓子的发生及术中栓塞事件相关。因此,拟实施 CEA的患者,术前颈动脉超声评估应特别注意对斑块的形态学、与回声相关的组织结构特征的观察。近年来,通过形态学及功能学方法,评价颈动脉斑块的易损性逐渐成为研究热点,对颈动脉粥样硬化斑块的形态学特点进行危险分层,可以对同等程度血管狭窄高危人群进行分层管理。如果患者是双侧颈动脉中-重度狭窄,易损斑块侧或责任病变侧宜先行考虑 CEA 治疗,以改善脑灌注,预防脑缺血与脑动脉栓塞事件,减少脑卒中的发生率。

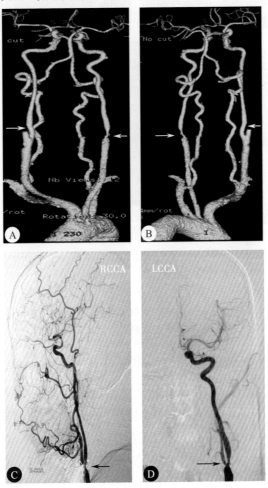

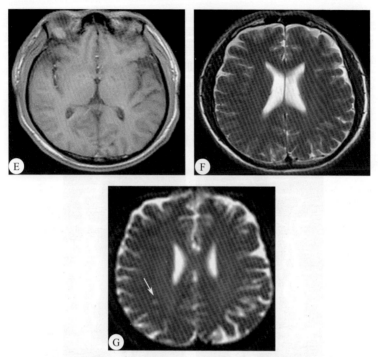

图 12-2-2　CEA 术前 CTA、DSA 及 MRI 评估结果
（与图 12-2-1 为同一患者）

A、B. CTA 显示右侧颈动脉分叉 -ICA 起始段狭窄<50%（图中箭头），左侧颈动脉分叉 -ICA 起始段重度狭窄（>70%）（图中箭头）；C、D. DSA 成像证实，右侧 CCA 分叉 -ICA-ECA 重度狭窄，超声术前评估结果与 DSA 一致；E、F. MRI 检查显示，T_1、T_2 成像无明显异常；G. DWI 成像显示右侧顶枕交界区域点状高密度影，提示脑缺血、脑梗死病灶（箭头）。

3. **颈动脉狭窄程度**　颈动脉狭窄实施 CEA 治疗的患者多数为症状性重度狭窄。CEA 术前对颈动脉狭窄程度的判断，是依据颈动脉狭窄评估标准及鉴别诊断标准，颈动脉狭窄拟实施 CEA 的病变程度为 50%~69%（有神经系统临床表现或易损斑块等）、70%~99% 或闭塞。图 12-2-1 C~F 是典型颈动脉血流速度参数的评估特征,确定颈动脉狭窄程度为 70%~99%。患者术前的超声评估与 DSA 一致(图 12-2-2)、MR 影像检查 T_1、T_2 成像无明显异常(图 12-2-2E、F),但是 DWI 成像显示右侧顶枕交界区域点状高密度影,提示缺血性脑梗死病灶(图 12-2-2G,箭头)。临床鉴于上述检查结果,综合考虑实施右侧 ICA 狭窄血运重建。

另外,对于 ICA 长段狭窄(管腔负性重构)并管腔内中等偏强回声、远段 ICA 内径小于 2.0mm 的患者,其血运重建成功率相对减低。术前超声评估的相关病变特征,对于临床术前治疗方法的选择具有重要的提示。

(二)脑血管超声评估

CEA 术前脑血管超声评估包括对颞骨鳞部声窗透声性、监测位置及监测动脉的遴选,CEA 术侧 MCA 病变的排查与血流动力学参数评估,颅内、外侧支循环与分流管实施选择的评估等。

1. **术前监测声窗评估** 术前对颞骨鳞部声窗透声性的评估,是术中监测位置选择的关键。没有良好的声窗,将直接影响监测头架的固定与术中脑血流动力学及微栓子的监测质量,术前采用脑血管超声(TCD 或 TCCS/TCCD)评估后确定监测血管及其位置。

(1)手术侧 MCA 监测位置:手术侧声窗良好,MCA 血流信号清晰,选择双深度、双通道(双侧 MCA)监测。双深度监测距离选择大于取样容积(取样容积长度 6~8mm 适宜)。例如,第一监测深度选择 58mm,第二深度则选择 46mm 以近的位置。如果双深度距离小于取样容积,则直接影响微栓子行程的观察与延迟时间及栓子信号强度的准确测量分析。

(2)非手术侧的监测声窗选择:如果手术侧颞窗不透声,非手术侧颞窗透声良好者,可选择经非手术侧颞窗加深监测深度,完成对手术侧 MCA 单通道、双深度监测(交叉监测模式)。经非手术侧声窗监测患侧 MCA 时,常规检测深度设定>75mm,以 2mm 递进逐渐加深;多数在 85~100mm(根据患者头围大小)可以获取手术侧 MCA 血流信号,并通过手术侧及非手术侧分别实施 CCA 压迫试验(注意术前颈动脉超声对斑块评估的信息,避免压迫试验引起斑块破裂或出血等导致术前微栓子脱落的风险),确定监测深度达到手术侧 MCA 即可。

(3)经眼窗 MCA 监测:因双侧颞骨鳞部均无声窗、患者又无侧支循环开放的证据,术中如果出现脑血流的低灌注、麻醉中血压的变化、术后开放致过度灌注等情况均可能成为 CEA 患者的潜在风险,直接影响 CEA 的成功性,发生脑缺血或脑出血事件。因此,术前通过眼窗评估,确定经非手术侧眼窗交叉监测手术侧 MCA 的可行性。但是,经眼窗监测 MCA 的方法,因无法固定探头,并且,由于多普勒超声对眼球的热敏效应,经眼窗不可以持续监测,只在颈动脉夹闭前、夹闭后(确定术侧 MCA 血流下降与分流实施的需求)与开放时(判断脑血流过度灌注的可能性与血压控制相关性)短时程间断监测。完成眼窗的监测,需要监测医师手持探头完成,监测难度大,不适宜技术推广。

2. **术前 MCA 评估**　术前采用 TCD 和 / 或 TCCS/TCCD 检查,对手术侧与非手术侧 MCA 的评估目的是针对术中脑血流动力学监测基础值进行测定。评估内容包括术前常规检测双侧 MCA、ACA、PCA、ICA1、VA 及 BA 的 PSV、EDV、PI。注意事项:①双侧 MCA 是否存在狭窄或慢性闭塞性病变,二者均可能影响 CEA 血运重建后颈动脉开放时流速值的判断,监测中应仔细比较。②对于 MCA 狭窄者,应通过双深度的设定分别获得狭窄前后段流速,避开狭窄段高流速设置监测深度。③对慢性 MCA 闭塞患者的监测,应选择流速相对高且距离 ICA1 较近的血流信号,同时应选择手术侧 ICA1 或 ACA 做为监测血管,以备颈动脉开放后脑血流动力学参数测值的比较,有助于评估脑血流的改善情况,鉴定 CEA 的成功性。

3. **术前颅内动脉侧支循环评估**　术前 TCD 和 / 或 TCCS/TCCD 联合评估颅内动脉侧支循环的建立,是减少术中缺血事件发生的重要方面。一侧颈动脉重度狭窄或闭塞性病变,颅内、外侧支循环的开放可以无须术中转流。通过 TCD 和 / 或 TCCS/TCCD 检查评估侧支循环的开放主要包括:①一级侧支循环(前交通动脉,ACoA)开放者,可以不实施临时性转流。术中注意麻醉深度、血压、PO_2、PCO_2 等对脑血流动力学参数的影响。②二级侧支循环(后交通动脉,PCoA)开放者,术中临时阻断 CCA 后,手术侧 MCA 血流下降值较术前(或麻醉后基值)<50%,可以不用转流;若血流下降值较基础测值 ≥50%,但通过提升血压 10~20mmHg 后,手术侧

MCA 平均血流速度监测值能维持于基础值 50% 以上者也可以不实施临时性转流,反之应采取临时性转流。③三级侧支循环(OA 侧支)是颈内 - 外动脉之间的侧支循环,于 CEA 术中 CCA 临时阻断后失去侧支循环通路的作用。既往研究也证实,TCD 评估 MCA 平均血流速度(Mean $_{MCA}$)及颅内侧支循环的形成与 CT 灌注成像(CT perfusion,CTP)具有良好的一致性。单纯颈内 - 外动脉侧支循环开放,术中应实施临时性转流。④根据 TCD 和 / 或 TCCS/TCCD 检查结果,综合判断 CEA 术前患者的侧支循环通路与代偿情况,对于 CEA 术中是否实施临时性转流,具有重要的临床价值。图 12-2-3 检查结果表明,右侧 MCA 血流速度、血管搏动指数均相对减低,左侧 MCA 存在节段性流速升高(PSV 175cm/s,EDV 80.5cm/s),血管搏动指数(PI)=0.82 ;右侧 ACA 血流方向无逆转,说明 ACoA 未开放,与左侧 ACA 流速比较,右侧明显减低伴血管搏动指数下降(PI=0.5)。结合 MRI 结果提示右侧大脑半球出现缺血性病变,术前超声评估与 DSA 结果一致。图 12-2-1 的患者右侧颈动脉狭窄实施了 CEA 血运重建术治疗,术中实施了临时性转流术。

CEA 术前通过对手术侧 CCA 的压迫试验,证实手术侧 MCA 血流下降率>50%,或术前脑血管超声检查双侧半球之间侧支循环不存在,术中需要放置转流管。但是,也有术者技术熟练,认为通过升高血压可选择不实施临时性转流。因为,转流管放置过程中增加了易损斑块破裂、微栓子脱落的风险。对于颈动脉极重度狭窄

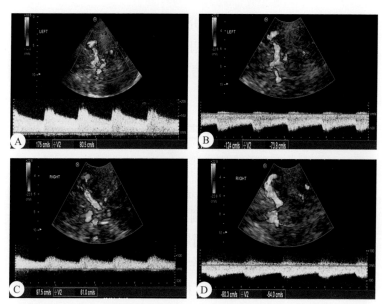

图 12-2-3 CEA 术前颅内动脉 TCCD 评估（与图 12-2-1 为同一患者）
A. 术前对左侧大脑中动脉（MCA）检测，峰值血流速度（V1）175cm/s，舒张期末血流速度（V2）80.5cm/s，PI 0.84；B. 左侧（非手术侧 LEFT）ACA 峰值血流速度（V1）124cm/s，舒张期末血流速度（V2）73.8cm/s，PI 0.55，血流方向正常；C. 右侧 MCA 峰值血流速度（V1）97.5cm/s，舒张期末血流速度（V2）61.0cm/s，PI 0.5；D. 右侧（术侧 RIGHT）大脑前动脉（ACA）峰值血流速度（V1）80.3cm/s，EDV 54.0cm/s，PI 0.42，血流方向正常（ACoA 未开放）。

患者,转流管的实施过程难度较大,会增加血管损伤的风险。Orlicky 等人曾研究报道了 754 例接受 CEA 术的患者中,有 6.1%(46/754 例)放置分流管,其中 97.8%(45/46 例)的患者 CEA 术后在磁共振弥散加权成像(MR DWI)上出现新的梗死灶,认为 CEA 术中应根据患者脑血流情况,选择性实施临时性转流管的放置。Bennett 等研究认为,CEA 术中放置转流管没有临床意义,此研究结果明显存在问题。当前,国内一些高级卒中中心的血管超声评估研究报道表明,通过 TCD 术中双侧 MCA 血流动力学的实时监测,可以给术者提供是否实施临时性转流的客观信息,一定程度上提高了手术的安全性。

二、术中血管超声评估

CEA 术中血管超声评估包括:脑血流实时监测与术中颈动脉超声检查,以确定是否存在颈动脉斑块去除不全、残留内膜等,导致手术侧颈动脉残余狭窄、颈动脉夹层或脑血流改善不显著等问题。

(一)术中脑血流与微栓子监测

为了 CEA 术中能够实时观察脑血流动力学的变化,常规以双侧 MCA 作为目标监测动脉。术中应观察以下时段脑血流动力学参数变化(图 12-2-4、图 12-2-5)。

1. **实时脑血流监测** CEA 术中脑血流监测主要关注的血流参数变化包括:①麻醉后完成双侧 MCA(常规)或单纯手术侧或对侧颞窗交叉监测 MCA(患侧颞窗透声差)的探头固定,根据声窗情况确定单通道或双通道双深度监测模式。②设定好相关仪器监测功能条件(位于仪器血流频谱显示区域上方的参数):深度、增益、取样门大小(双深度监测时取样门要小于双深度的差值)、功率、探头频率、频谱增益。③常规血流动力学参数显示于频谱下方,包括:峰值血流速度、平均血流速度、舒张期末血流速度、血管搏动指数、平均血流速度变化率(DMean)。常规 MCA 血流监测模式是全流程、持续监测,关键阶段应进行标定记录,包括以下阶段。

（1）麻醉后 MCA 基础血流参数测值：患者实施麻醉后，监测头架与探头固定后，立即获取 MCA 血流速度的基础测值，并即刻定标为 DMean 100%（图 12-2-4A、B）。麻醉后双侧 MCA 基础值的测定与标定，关系到 CCA 与 ICA 临时性阻断时的客观参照标准，是实施临时转流的依据。

（2）颈动脉临时阻断后 MCA 血流参数测值：CEA 术中，在颈动脉切开、斑块切除前需实施临时性 CCA、ECA 与 ICA 的血流阻断，此阶段应注意记录 MCA 血流速度测值。在术者对颈动脉分离操作过程中，均有可能出现脑血流动力学参数突然改变，特别是 CCA 分叉处颈动脉窦压力与化学感受器敏感性高的患者，可能发生突发心搏骤停的风险。TCD 监测脑血流动力学参数可以第一时间发现并告知术者或麻醉师，采取应急措施以恢复正常心率和心律，实时监测 MCA 血流动力学变化。另外，此阶段患者的血压、PO_2 与 PCO_2、心率与心律变化等，都可能导致 MCA 血流动力学的不稳定，通过血流动力学参数的实时监测，特别是 DMean 的变化，可以及时发现双侧或单侧 MCA 平均血流速度变化率（图 12-2-4C~F），减少患者在 CEA 术中发生脑缺血的风险。

（3）颈动脉开放后 MCA 血流参数测值：当斑块去除、颈动脉开放后，双侧 MCA 血流速度的变化与患者脑血流动力学的改善程度密切相关。此时监测医师应注意如下情况。

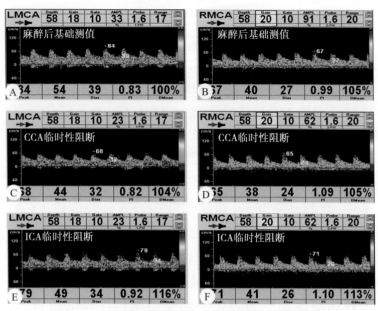

图 12-2-4　TCD 在 CEA 术中监测 MCA 血流动力学
（与图 12-2-1 为同一患者）

麻醉后，MCA 基础测值：A. 左侧大脑中动脉（LMCA）峰值血流速度（Peak）84cm/s，平均血流速度（Mean）54cm/s，舒张期末血流速度（Dias）39cm/s，血管搏动指数（PI）0.83，平均血流速度变化率（DMean）100%。B. 右侧大脑中动脉（RMCA）Peak 67cm/s，Mean 40cm/s，Dias 27cm/s，PI 0.99，DMean 105%。CCA 临时性阻断时，双侧 MCA 血流参数测值：C. 左侧大脑中动脉（LMCA）Peak 68cm/s，Mean 44cm/s，Dias 32cm/s，PI 0.82，DMean 104%。D. 右侧大脑中动脉（RMCA）Peak 65cm/s，Mean 38cm/s，Dias 24cm/s，PI 1.09，DMean 105%。ICA 临时性阻断时，双侧 MCA 血流参数测值：E. 左侧大脑中动脉（LMCA）Peak 79cm/s，Mean 49cm/s，Dias 34cm/s，PI 0.92，DMean 116%。F. 右侧大脑中动脉（RMCA）Peak 71cm/s，Mean 41cm/s，Dias 26cm/s，PI 1.10，DMean 113%。

1）ICA 开放后：患侧 MCA 血流速度参数突然升高，通常在几秒内（5~10 秒）逐渐达到稳定水平，与健侧（除外狭窄病变者）比较差异不显著，说明患者脑血流自动调节功能较好;血流速度参数相对稳定,说明CEA血运重建成功(图12-2-5A、B)。

2)若MCA血流速度参数经过1~2分钟,仍然没有达到正常参照水平,患侧MCA流速≥1.5倍基础测值,应注意患侧术后脑血流过度灌注的风险,告知术者行短暂性颈动脉部分夹闭及血压调节控制的方法,促进MCA血流恢复正常。

3)当CEA结束,患者麻醉尚未恢复阶段,血压的适度减低,能降低脑血流过度灌注的风险,但是可能出现MCA血流的下降(图12-2-5C~F),有发生脑缺血的可能,或因患侧颈动脉血流灌注压的下降而出现继发性颈动脉急性血栓而闭塞。因此,在患者麻醉恢复阶段更应注意脑血流动力学参数的变化,及时发现患者精神状态、血压变化等导致的MCA血流动力学参数的不稳定情况。

4)患者意识恢复后,正常情况下,双侧MCA的血流速度参数相对稳定、对称(不存在MCA血管狭窄病变的情况下)。但是,由于患者术前脑缺血的不同程度、脑血流不同的自动调节功能,直接影响患侧MCA血流动力学参数的稳定性。因此患者醒后MCA血流速度测值,为术后血压的调控提供客观依据,减少术后24小时内脑血流过度灌注的风险。图12-2-5A是ICA开放瞬间,左侧MCAPeak 112cm/s,Dias 60cm/s,Mean 77cm/s(按公式计算),以CCA阻断时44cm/s为基准计算,DMean 175%。通过血压调控,LMCA的Peak 71cm/s,Mean 41cm/s,Dias 26cm/s,PI 1.10,DMean 111%,较前改善。此类患者的TCD

术中脑血流的实时监测,可以及时调整血压,体现了 TCD 对于 CEA 全流程脑血流变化的实时监测价值。

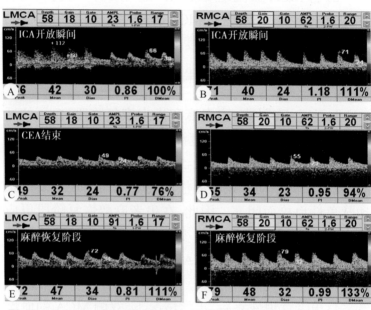

图 12-2-5 CEA 术中,颈动脉开放、手术结束、麻醉恢复阶段 MCA 血流动力学参数监测(与图 12-2-1 为同一患者)

A. ICA 开放后,RMCA 血流动力学参数突然升高,Peak 112cm/s、Dias 60cm/s、Mean 77cm/s、DMean(公式计算 175%)较 ICA 阻断时的 116% 升高 59%,较麻醉后的 100% 标定值提高了 75%,但在几秒内恢复。B. LMCA Peak 49cm/s、Mean 32cm/s、Dias 24cm/s、PI 0.77、DMean 76%。通过适度降低血压,MCA 流速相对下降。C. 右侧大脑中动脉(RMCA,患侧)Peak 55cm/s、Mean 34cm/s、Dias 23cm/s、PI 0.95、DMean 94%。D. 左侧大脑中动脉(LMCA、健侧)的血流动力学参数趋于正常并稳定。患者完全恢复意识,血压在 110/70mmHg 的状态下,双侧 MCA 恢复对称性改变。E. 患侧(LMCA)Peak 72cm/s、Mean 47cm/s、Dias 34cm/s、PI 0.81、DMean 111%。F. 健侧(RMCA)Peak 79cm/s、Mean 48cm/s、Dias 32cm/s、PI 0.99、DMean 133%。

2. 微栓子监测　随着 CEA 术的进程,MCA 血流监测时,可以同步监测微栓子的发生与累及数量。CEA 术中微栓子的发生主要在以下几个时段,TCD 监测中应特别注意。

(1)颈动脉夹闭时段:由于颈动脉狭窄病变累及的范围不同,以长段颈动脉狭窄病变者多见。在 CCA、ECA、ICA 夹闭,临时性阻断血流时可以监测到微栓子信号。若微栓子信号的数量多,说明颈动脉夹闭导致斑块破裂的可能性,因此,术前颈动脉超声精准评估斑块大小、斑块于 CCA 分叉以下与以上累及的长度,是提供术者在术中临时性颈动脉夹闭(位置)、阻断颈动脉血流的重要依据。

(2)临时性转流管置入过程:术前颅内动脉超声证实无侧支循环开放的患者,CEA 术中临时夹闭颈动脉后,患侧 MCA 血流速度明显减低,从而选择临时性置入转流管,以保证 CEA 术中患侧大脑半球脑血流的灌注。通常分流管的下端置入 CCA、上端置入 ICA 中远段。特殊情况下(ICA 闭塞血运重建者)分流管上端置入 ECA。由于置入过程中转流管可能将斑块撕裂或置入斑块内,将导致微栓子的频发(每分钟>2个)并且患侧 MCA 的血流参数较转流管置入前无改善,说明临时性转流不成功,应重新调整转流管位置,直到微栓子信号消失、MCA 血流速度相对升高,确定转流成功。TCD 对于转流管置入过程的监测,即可以客观评估转流管置入的成功性,也是监测微栓子的重要时段。

（3）CEA 血运重建开放时段：当颈动脉粥样硬化斑块去除，CCA、ECA、ICA 开放的任何时段均有微栓子发生的可能。这是因为颈动脉阻断钳水平，可能存在夹闭时致斑块破裂、ICA 阻断水平上方微血栓的形成等，开放瞬间出现微栓子信号。此时监测的重点不能单纯关注微栓子信号，同时要注意 MCA 血流动力学参数的变化，特别是 MCA 血流信号突然中断，意味着 MCA 闭塞或近段颈动脉闭塞。因此，在血运重建开放阶段，既要关注微栓子信号又要关注 MCA 的血流动力学变化。

（二）术中颈动脉超声检查

（1）转流管置入导引：前文已介绍，转流管置入后，患侧 MCA 血流动力学参数无改善且频发微栓子信号时，应考虑是转流管置入斑块内，导致转流管放置不成功。可采用术中血管超声，通过二维、CDFI 导引转流管上下端的放置。

（2）颈动脉开放：开放后 MCA 血流动力学参数无改善或改善不明显，疑是颈动脉残余狭窄或闭塞，可采用高频血管超声探头对手术侧颈动脉斑块切除部位进行监测，除外斑块的残留、内膜撕脱性夹层、内膜活瓣等导致的血流不畅、微栓子信号的频发（每分钟＞2 个）或患侧 MCA 血流信号突然中断、急性闭塞等，及时排查手术侧可能存在的引起血流灌注异常的情况。

三、术后血管超声评估

(一) CEA 术后颈动脉超声评估

1. **术后检查时间**　CEA 术后 1 周内,患者一般情况良好,应常规行颈动脉超声复诊。

2. **术后颈动脉超声**　CEA 术后颈动脉超声评估的目的是检测管腔的通畅性(图 12-2-6)、脑血流灌注的改善情况(图 12-2-7),建立血运重建术后血管结构与血流动力学基本信息,作为术后长期随访、评估再狭窄的客观依据。

(1)基本检查:CEA 术后,通过测定手术侧颈动脉内径、彩色血流成像及频谱多普勒血流动力学参数,与术前比较,评估 CEA 血运重建的成功性。特别要注意观察手术侧血管内血流的通畅性与斑块切除的完整性,记录有无残留斑块及其位置、大小、残余狭窄率等,检测记录 ICA 与 CCA 远段内径、相应的血流充盈成像与血流动力学参数等。

CEA 术后颈动脉超声评估内容包括:①颈动脉内膜切除的范围,即内膜切除的上缘与下缘之间的距离(mm);测量上切缘内径、下切缘内径;术中内膜补片修补的患者,应注意血管壁前壁回声相对增强特征(图 12-2-6A)。②通过 CDFI 观察手术侧颈动脉血流的通畅性(图 12-2-6B)。③ICA 近、远段血流动力学参数测定(图 12-2-6C、D)。④若手术侧术前 ECA 也存在斑块导致的重度血管狭窄者,应注意 ECA 血流的通畅性

(图 12-2-6E)。⑤术后切除斑块的大体标本及其斑块内的主要结构特征应该与术前在体斑块的二维超声结构特征进行对比分析,以提高在体斑块结构特征评估的精准性(图 12-2-6F、G)。⑥最后需要强调的是,CEA 血运重建患者的术后随访,是颈动脉超声评估术后是否再狭窄并进行随访的重点。常规 CEA 术后随防评估的时间间隔是: 术后 1 周内、3 个月、6 个月、12 个月,以后 1 次 / 12 个月复诊的模式。如果出现再狭窄率 ≥ 50% 者,应缩短复诊时间,并告知患者到临床复诊,使再狭窄患者得到及时治疗。

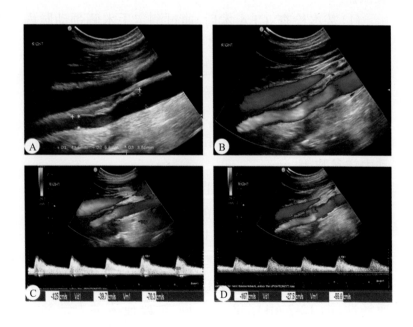

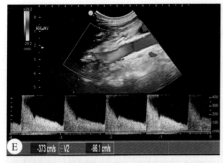

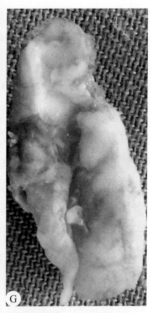

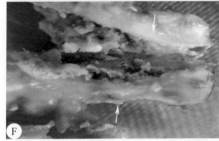

图 12-2-6 CEA 术后颈动脉超声评估

A. CEA 斑块切除术后的管腔,前壁回声增强(内膜补片)。补片长度(D1)47.6mm。下切缘(CCA 远段)内径(D2)6.8mm,上切缘(ICA 近段)(D3)内径 3.86mm;B. 通过 CDFI 模式显示 CCA-ICA 血流充盈良好,CEA 术后血流通畅;C. 近段 ICA 流速恢复正常;D. 远段 ICA 流速恢复正常;E. 术后手术侧 ECA 血管狭窄与术前比较无显著性差异;F. 术后斑块大体标本的纵切面示图。斑块内坏死组织与钙化,表面纤维帽厚薄不均(箭头),验证术前超声结果的一致性;G. 斑块大体标本整体观。

　　(2)血栓形成:CEA 术后,由于切除血管内膜,局部管腔内壁相对不光滑,若存在残余斑块或游离内膜"活瓣"导致残余狭窄者,易发术后血栓。通过颈动脉超声检查,及时发现急性血栓形成,并及时去除血栓,提高 CEA 的成功率,以减少术后脑缺血并发症。

　　(3)颈部血肿:CEA 术后,超声如果发现颈部软组织血肿,气管受压迫、继发气道压迫出现呼吸困难等临床表现,也是 CEA 术后严重的并发症,可能导致患者呼吸循环骤停。

因此,CEA 术后 24 小时内,若患者出现颈部肿胀,临床可疑颈部血肿者,应即刻床边行超声检查,特别注意:①切口下血肿形成;②假性动脉瘤,内膜切除之病变血管的前壁与周围软组织间有低回声,且低回声内有血流充盈,应考虑出现假性动脉瘤,此时应测量假性动脉瘤与载瘤动脉之间的异常通道长度与血流速度,以及假性动脉瘤的长、宽、前后径。

(二) CEA 术后脑血管超声与临床评估

CEA 术后,脑血管超声的目的是进一步验证 CEA 术后脑血流动力学参数改善与否。检查的重点包括如下内容。

1. **MCA 的检测**　CEA 术后,患侧 MCA 血流速度、血管搏动指数、血管阻力指数改善(图 12-2-7A、B)。CTA 显示,原病变动脉狭窄解除,动脉形态恢复正常(图 12-2-7C、D)。

2. **侧支循环**　血运重建成功者,术前开放的颅内动脉侧支循环则关闭。ACA、OA 血流方向恢复正常(ACoA、ECA-ICA 关闭)、患侧 ICA1 与 PCA 之间通路(TCCS/TCCD 或 TCD 检查)PCoA 关闭。

3. **脑灌注**　CEA 术后脑血流灌注明显改善,表现在脑血流量增加、脑血流灌注达峰时间及平均通过时间均明显缩短(图 12-2-7E~H)。

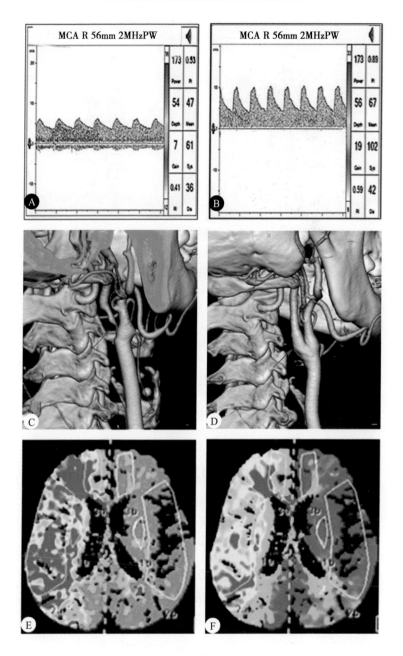

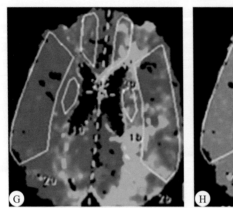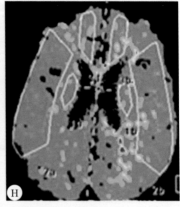

图 12-2-7 CEA 前后脑血管超声与脑血流灌注评估比较

A. CEA 术前,右侧大脑中动脉血流速度减低(Sys 61cm/s,Vm 47cm/s、Dia 36cm/s,PI 0.53、RI 0.41)呈"低阻力性"血流频谱;B. CEA 术后,右侧大脑中动脉血流速度提高(Sys 102cm/s,Vm 67cm/s、Dia 42cm/s,PI 0.59、RI 0.41),血流频谱形态恢复正常;C. 术前 CTA 显示手术侧 ICA 起始段纤细,重度狭窄(红色箭头),其 ECA 轻 - 中度狭窄,分支相对细;D. 术后 CTA 显示 ICA 起始段、ECA 及其分支,血管形态恢复正常(红色箭头);E、F. CEA 术前 CTP(脑血流灌注)显示右侧大脑半球缺血改变,脑血流量(CBF)为 30.98ml/(100ml·min),达峰时间(TTP)为 11.59 秒,平均通过时间(MTT)为 9.6 秒;G、H.CEA 术后,右侧大脑半球脑血流灌注改善,CBF 63.26ml/(100ml·min),TTP 8.06 秒,MTT 3.08 秒。

第三节 颈动脉支架植入治疗的超声评估

颈动脉支架(CAS)植入术通过导管、导丝将支架放置于颈动脉狭窄段,是针对动脉狭窄、部分急性闭塞性病变的一种微创性治疗方法。颈动脉支架植入的超声评估是通过检测二维灰阶成像、彩色血流成像、频谱多普勒血流动力学参数,说明不同动脉支架植入前后其具有不同的观察重点。

一、颈动脉支架植入的超声评估

（一）术前超声评估

1. 病变结构特征与血流动力学参数评估 接受 CAS 治疗的患者，术前颈动脉超声评估应重点关注病变局部结构特征与狭窄动脉的血流动力学参数。相关评估细节请参阅其他章节颈内动脉狭窄诊断相关内容。主要内容包括：①病变累及长度（局限性与长段狭窄）；②斑块结构特征：溃疡性斑块、基底部或表面钙化斑块、斑块内出血、破裂斑块表面血栓形成等；③动脉病变节段残余与原始内径（可供支架长度与轴向扩张内径选择的参考信息）；④狭窄病变远段原始内径（负性重构征、支架植入远段扩张不全与残余狭窄及再狭窄风险预测）；⑤ECA 斑块及狭窄程度的评估（支架植入后可能导致 ECA 狭窄程度加重）；⑥检查并记录狭窄之前段（CCA）、狭窄段（ICA_1）、狭窄远段（ICA_2）和 ECA 的 PSV、EDV 及 RI。

2. 评估颅内动脉血流动力学参数及侧支循环 支架植入术前，颅内动脉血流动力学评估包括：①双侧颈内动脉系统及椎-基底动脉系统相关颅内动脉的 PSV、EDV 及 PI 或 RI 的检测，特别是患侧 MCA 的血流速度参数，若 PSV<50cm/s，无交通支开放者，支架植入术后发生脑血流过度灌注的风险增加；②颅内、外侧支循环开放类型的评估等（请参阅第四章第二节相关内容）。

（二）术后超声评估

1. 支架结构特征与血流动力学参数评估　颈动脉支架术后的超声评估,主要是对支架的二维结构特征及相关的血流动力学参数的测定,并记录患者药物治疗相关信息,主要包括:①支架上下端分别于颈动脉管腔内的位置;②支架的长度(上下端之间);③根据支架长度分段测量支架上段、中段、下段内径(以支架总长度分割上、中、下段);④CDFI观察支架内及其以外上下段动脉血流充盈成像;⑤测量支架上段、中段、下段、支架旁ECA及支架以远段(ICA)PSV、EDV测值等(见图12-3-1)。

2. 颅内动脉血流动力学评估　颈动脉支架术后,颅内动脉血流动力学评估与术前检查内容一致,重点关注支架侧MCA血流动力学参数并与支架前比较颅内动脉

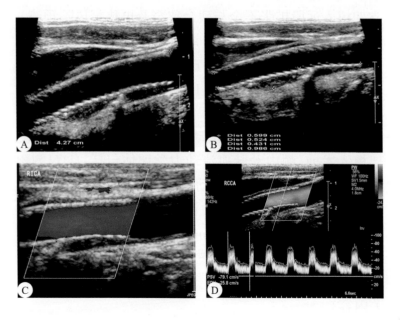

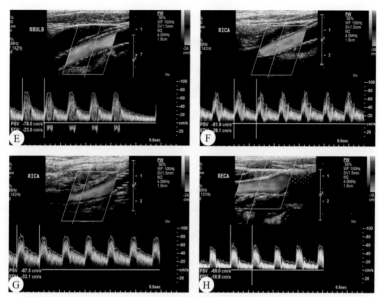

图 12-3-1　颈动脉支架术后血管超声评估

A. 支架长度测定，上下端之间的长度为 4.27mm；B. 支架上段内径（ICA 中段）0.431cm、中段内径（BULB）0.524cm、原始内径 0.986cm，下段内径（CCA 远段）0.599cm；C. CDFI 模式显示支架内血流充盈成像正常；D. 支架下段（CCA 远段）流速 PSV 79.1cm/s，EDV 25.8cm/s；E. 支架中段流速：PSV 78cm/s，EDV 23cm/s；F. 支架上段流速：PSV 81.9cm/s，EDV 28.1cm/s；G. 支架以远段 ICA 流速：PSV 87.5cm/s，EDV 33.1cm/s；H. 支架旁颈外动脉（ECA）流速 PSV 69cm/s，EDV 16.8cm/s。

侧支循环的关闭情况。支架植入后，如果手术侧半球脑血流动力学参数改善，则提示治疗成功。

二、椎动脉支架植入的超声评估

椎动脉支架植入的超声评估包括术前与术后超声检测，比较椎动脉治疗前与治疗后一侧或双侧椎动脉血管结构与血流动力学的变化。

1. **术前超声评估**　病变侧椎动脉（VA）评估明确 VA 狭窄累及范围（长度）、残余内径与原始内径、狭窄段与狭窄远段流速及其比值，确定 VA 狭窄 70%~99%（参阅椎动脉狭窄的诊断相关内容）。

2. **术后超声评估**　VA 支架植入后超声评估与颈动脉支架评估内容基本一致。需要指出的是，VA 支架位置和 SA 的解剖位置关系与术后再狭窄存在一定的相关性。通过 VA 支架与 SA 二维超声标准成像，评估测量支架下端的位置，基本分类为：①支架下端平 VA 起始段；②支架下端 1/3 于 SA 管腔内；③支架下端 1/2 于 SA 管腔内。

VA 支架植入后，检测支架内、支架以远段及颅内段椎动脉的血流动力学参数，评估支架治疗的成功性（图 12-3-2）。椎动脉支架再狭窄发生率（20%~45%）明显高于颈动脉支架的再狭窄率（5%~6%）。由于椎动脉内径较小，支架术后的支架内径、原始内径测值及其血流动力学参数是评估 VA 支架术后再狭窄的重要依据，也是支架植入成功性的重要依据，术后评估更应注意测值的准确性。

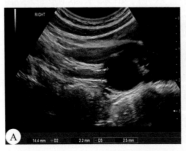
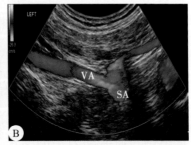

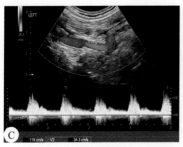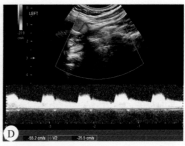

图 12-3-2　椎动脉支架术后超声评估

A. 椎动脉支架长 14.4mm,下端内径 2.5mm,上端内径 2.2mm;B. 支架内 CDFI 血流充盈成像显示血流通畅;C. 支架内流速 PSV 119cm/s、EDV 34.3cm/s;D. 支架以远 VA 的椎间隙段血流动力学参数测定:PSV55.7cm/s、EDV 25.5cm/s。

三、锁骨下动脉支架植入的超声评估

1. **术前超声评估**　锁骨下动脉支架的评估内容与颈动脉支架术前基本相同,但是 SA 支架术前的超声评估应注意:①病变上端距 VA 分支的距离。②合并 VA 狭窄病变者,应注意 VA 血流速度受 SA 病变的影响;狭窄程度与血流加速度表现不一致。③当合并 VA 重度狭窄者,应准确测量 SA 狭窄段长度距 VA 分支的距离。④评估 SSS 的程度,要注意合并 VA 重度狭窄或闭塞性病变者对 SSS 程度判断的影响,参阅第十一章第四节相关内容。

2. **术后超声评估**　锁骨下动脉支架术后的评估,与颈动脉支架、椎动脉支架术后的评估有相同之处,即支架的长度、内径、残余狭窄的测量等,但是重点还应注意:①支架贴附血管壁的完全性,特别是右侧 SA 狭窄支架不能完全贴附者相对较多,因为血管的走向与无名动脉以及 RSA 的结构特征,导致残余狭窄的风险相对升高。②左侧 SA 起始段支架位置较深,检查时应注意线阵与凸阵探头的联合使用,增加观察支架近段结构的清晰度,减少病变的漏诊。③注意 SA 支架的长度与同侧 VA 分支水平的关系,支架上端是否部分或全部覆盖 VA 的起始段,继发 VA 血流异常出现后循环缺血,并有可能导致 VA 狭窄而继发"假性盗血征",要与术前 SA 盗血的程度与类型进行比较。

第四节 颅内 - 外动脉搭桥术的超声评估及术中微型探头的应用

颅内 - 外血管搭桥术(extracranial-intracranial bypass, EC-IC bypass)是 20 世纪 70 年代末 80 年代初期开始用于临床治疗烟雾病、颈内动脉闭塞、大脑中动脉闭塞等病变的一种脑血运重建术。EC-IC bypass 对于烟雾病的治疗效果是非常肯定的,但对于动脉粥样硬化性疾病的治疗效果一直存在争议,早期曾有研究显示阴性结果。近年来国内外多个研究重新开始关注 EC-IC bypass 在动脉粥样硬化性血管闭塞性疾病中的治疗价值。临床对于拟实施 EC-IC bypass 治疗的患者,通过 EC-IC bypass 帮助患者重建脑血流灌注通路,期望改善脑缺血状态。EC-IC bypass 并不是针对脑梗死区域进行的治疗,而是将颅外动脉的血液引向低灌注的脑组织,以期达到提高局部脑血流量、增加侧支循环不良区域的脑组织血供、提高脑血管的储备能力、改善受损脑组织的血流灌注和对缺血的耐受性。因此,本节内容主要是介绍超声技术如何应用于 EC-IC bypass 患者术前、术中及术后的检查评估。

根据既往的研究报道,临床关注的重点是 EC-IC bypass 的主要并发症,即桥血管急性闭塞、桥血管不通畅、通过桥血管的血流灌注过多引起的脑缺血或过度灌注性脑出血等临床并发症。术前多模式影像学检查、制定严格的纳入标准、术中及时发现桥血管吻合不通畅或高血流量灌注风险等,有利于及时纠正,以减少脑缺血或脑出血的风险。因此,评估 EC-IC bypass 患者术前供血动脉(桥血管)结构、术中及术后即刻桥血管的通畅性的超声评估,有助于提高手术的成功率。

一、颅内 - 外血管搭桥术的超声评估

(一)术前病变血管的常规超声评估

前文述及,EC-IC bypass 主要是针对烟雾病、颈动脉闭塞、大脑中动脉闭塞等病变的脑血运重建术。对于上述血管病变,术前脑、颈血管超声的评估详见相关章节内容介绍。对于行 EC-IC bypass 的患者,术前应注意 STA 的起源动脉,即 ECA 的血流动力学状态,以减少因 ECA 粥样硬化性狭窄导致 STA 桥血管的血流量受限或术后桥血管闭塞。

(二)术前颞浅动脉体表定位

根据临床及术者的需要,术前可采用高频线阵探头对颞浅动脉走行进行体表定位,有助于术中桥血管的游

离（图 12-4-1A、B）。

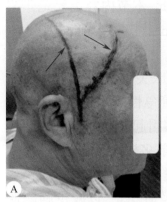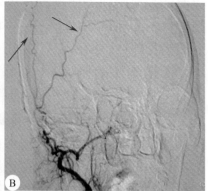

图 12-4-1　颅内 - 外血管搭桥术体表标志
A. 术前颞浅动脉体表定位；B. 颞浅动脉解剖走行与位置及 DSA。

（三）颞浅动脉桥血管的超声评估

1. **血管结构评估**　术前及术后超声评估，主要针对颞浅动脉（STA）及颈外动脉（ECA）血管壁结构特征进行评估。因为 STA 是 ECA 的分支，如果 ECA 狭窄（特别是重度狭窄）将直接影响 STA 的血供以及血运重建的桥血管的血流量，导致 EC-IC bypass 失败；术前与术后评估血管结构特征的变化，可以评估桥血管与血运重建的成功性。常规采用线阵探头检查记录双侧 ECA 及 STA 血管壁内膜层是否光滑、术前术后测量 ECA 与 STA 血管内径（一般 STA 内径 ≥ 2mm 时桥血管较好）及管壁厚度。对于老年患者 STA 血管壁回声增强、管壁相对均匀性增厚者，应注意"巨细胞动脉炎（GCA）"血管病变，不适合作为桥血管进行血运重建的治疗。

2. **血流动力学评估**　常规测量并记录术前与术后

双侧 ECA 与 STA 主干的 PSV、EDV 及 RI。术前:ECA
与 STA 均是高阻力性血流频谱;术后:桥血管侧 ECA
与 STA 血流频谱呈相对低阻力性改变,血流速度相对
引高且以 EDV 升高明显,RI 或 PI 明显减低,说明 STA
桥血管吻合通畅(图 12-4-2)。

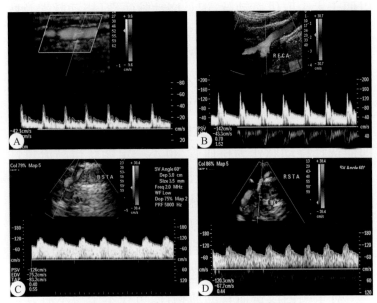

图 12-4-2 STA-MCA 搭桥术的超声评估

A. 搭桥术前:STA 血流频谱呈高阻力性,PSV 42.1cm/s,EDV 12cm/s,RI
0.71;B. 术前同侧 ECA 检测,除外血管狭窄性病变。PSV 142cm/s,EDV
43.3cm/s,RI 0.70;C. 搭桥术后:STA 入颅前段血流频谱呈低阻力性,PSV
126cm/s,EDV 75.2cm/s,RI 0.40;D. 搭桥术后:STA 入颅前段血流频谱呈
低阻力性,PSV 120.3cm/s,EDV 67.7cm/s,RI 0.44。

(四) 桡动脉桥血管的超声评估

对于颞浅动脉存在血管炎性病变、狭窄性病变不能
作为桥血管,或者颅内复杂、巨大动脉瘤无法夹闭,需要

行桡动脉搭桥且行动脉瘤孤立术时,可通过超声评估桡动脉血管壁结构、内径、血流动力学参数(PSV、EDV 及 RI)与功能。常规选择高频线阵探头,术前,先于两侧上肢行 Allen 试验,检测手部尺、桡动脉之间的吻合情况,首选非优势侧(左侧)上肢行桡动脉检测,定位其血管走行以便于术中取供血动脉,记录桡动脉两端(桡动脉端及肱动脉端)内径及血流动力学参数。既往认为,选择桡动脉作为桥血管是针对高流量搭桥的需要。但是,临床研究表明,通过桥血管流量的大小不完全是桡动脉桥与颞浅动脉桥血管的区别,与受体血管的位置、管径粗细、脑组织缺血程度密切相关。若受体血管非常细小(如烟雾病),即使选择桡动脉作为桥血管,也不一定能获得高流量性血运重建的效果。因此,准确测量记录术前(STA)与术后桥血管(STA 桥或桡动脉桥)血流量,可以客观评估 EC-IC bypass 后的流量情况及其与临床预后的相关性,超声检查可以直接获得通过桥血管的血流量(ml/min)。

(五)颅内段桥血管的超声评估

对于颅内段桥血管的通畅性,可在术中与术后分别进行评估。术中:运用经颅多普勒仪的微型探头(探头直径 1mm 或 1.5mm,探头频率 16MHz 或 20MHz,经环氧乙烷熏蒸灭菌后使用),在吻合前后观察受血动脉(如 STA-MCA bypass 则观察 M3 或 M4,桡动脉搭桥时则观察 M2)及供血动脉(STA 或桡动脉桥)的血流频谱形态及血流动力学参数;也可采用高频线阵探头(探头长 20mm,宽 10mm,用塑料灭菌套包裹使用)直视下对桥血管吻合口的通畅性及其血流动力学参数进行检测。

术后：可选择线阵探头或 TCCS/TCCD 直接获得桥血管与受体血管吻合的 CDFI，存储记录 CDFI 桥血管显像及入颅后段桥血管的 PSV、EDV 与 RI。

　　对于颅内段桥血管的评估不仅在于术后近期的通畅性，更应关注远期的血流灌注情况。术后远期评估，同样可以采用 CDFI、TCD 或 TCCS/TCCD 联合对颞浅动脉桥或桡动脉桥（供血动脉）颅外段及颅内段、MCA 远段受血动脉进行评估。供血动脉呈低阻力性血流频谱特征，血流速度相对高于非手术侧，提示桥血管通畅（图 12-4-3）。

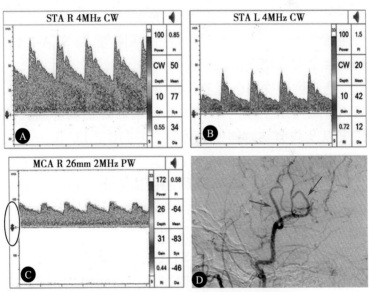

图 12-4-3　STA-MCA 桥血管通畅性复查

术后 1 年 TCD 及 DSA 复查。A. 手术侧 STA 呈低阻力性血流频谱，平均血流速度（Mean）50cm/s，PI 0.85；B. 非手术侧 STA 为高阻力性血流频谱，Mean 20cm/s，PI 1.5；C. 手术侧 MCA 远段（探测深度 26mm）血流方向逆转（也是评估吻合通畅的依据）（蓝圈），血流动力学参数接近正常，Mean 64cm/s，PI 0.58；D. DSA 显示两支呈"T"字形端侧吻合的桥血管（红色箭头）显影清晰。

二、颅内 - 外血管搭桥术中微型探头的应用

（一）颞浅动脉 - 大脑中动脉吻合术

颞浅动脉 - 大脑中动脉吻合术（STA-MCA bypass）是常见的 EC-IC bypass 手术方式，一般将 STA 额支和 / 或顶支与 MCA 侧裂周围的 M3 段或脑表面 M4 段直径为 1mm 左右的两个分支分别进行端侧吻合，血流量一般为 20~40ml/min。STA-MCA bypass 成功与否与显微镜下的血管吻合技术、桥血管及受血动脉条件（管径）相关。术中如何实时评估桥血管的血流动力学变化，判断桥血管的通畅性、预测过度灌注的风险等，与 STA-MCA bypass 手术成功性密切相关。

高频微型探头血管多普勒（microprobevascular Doppler，MVD）既可用于颅内动脉瘤夹闭前后评估动脉瘤夹闭情况以及载瘤动脉通畅性评估，也可用于 EC-IC bypass 供血动脉与受血动脉吻合后的血运重建成功性，通过吻合前后供血动脉及受血动脉的血流方向及血流动力学参数予以量化，实时评估吻合血管的通畅性、预测过度灌注的风险。MVD 术中评估如下。

1. **供血动脉的评估** STA 由"高阻力性"转变为"低阻力性"血流频谱，即 STA "颅内动脉化"（图 12-4-4 A~C），说明 STA 桥血管通畅。

2. **受血动脉的评估** 若吻合血管通畅，M4 或 M3 近心段的血流方向逆转，血流来自 STA；M3 或 M4 血流速度增加且血流搏动性增强（图 12-4-4 D~F），说明 STA

桥血管通畅。

(二) MVD 在颅内动脉瘤术中的应用

1. **仪器及术中探头** 采用经颅多普勒(TCD)仪并带有术中监护软件,微型探头直径为 1~2mm,发射频率为 16MHz 或 20MHz,经环氧乙烷熏蒸灭菌后备用。

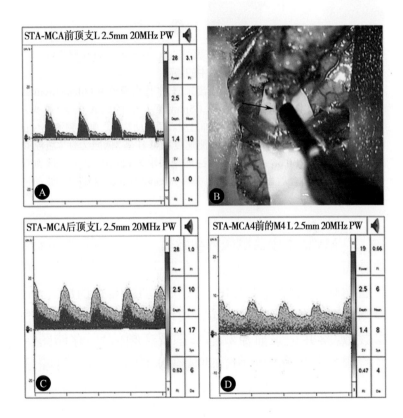

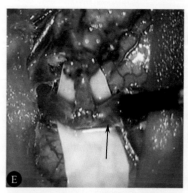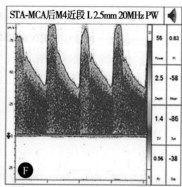

图 12-4-4　微型多普勒超声在颞浅动脉 - 中动脉（STA-MCA）
搭桥术中的监测

A. 术前 STA 顶支呈"高阻力性"血流频谱，平均血流速度（Mean）3cm/s，
PI 3.1；B. 吻合术后：即刻用直径 1.5mm 探头检测 STA 顶支（箭头）；
C. 吻合术后：STA 顶支血流速度增加且呈"颅内动脉化"血流频谱，Mean
10cm/s，PI 1.0；D. 吻合术前：M4 血流速度减低且呈"低阻力性"血流频
谱，Mean 6cm/s，PI 0.66；E. 吻合术后：即刻采用 MVD 检测 M4 近段血管
充盈（箭头）；F. 吻合后血流速度明显升高，Mean 58cm/s，血流频谱波动性
增强，PI 0.83。

　　2. MVD 术中监测颅内动脉瘤　　在显露载瘤动脉及
动脉瘤过程中的 MVD 探测，有助于判断动脉瘤及相关
载瘤动脉血流动力学变化。在放置动脉瘤夹前后，分别
检测载瘤动脉、部分邻近动脉及动脉瘤体内血流动力学
参数，观察并记录血流频谱形态及音频信号，存储图像
及检测参数备分析使用。动脉瘤颈夹闭后，在动脉瘤顶
部（避开粥样硬化处监测）继续监测瘤体内血流信号，平
均血流速度降低或增高超过基础值的 20%，提示载瘤动
脉狭窄，此时动脉瘤夹位置考虑微调。有关国内外文献
研究也证实了 MVD 对动脉瘤夹闭的实时检测意义，它

可以提示载瘤动脉是否存在血管狭窄等情况,可提示术者及时调整动脉瘤夹,减少载瘤动脉术后狭窄的发生率(图 12-4-5)。

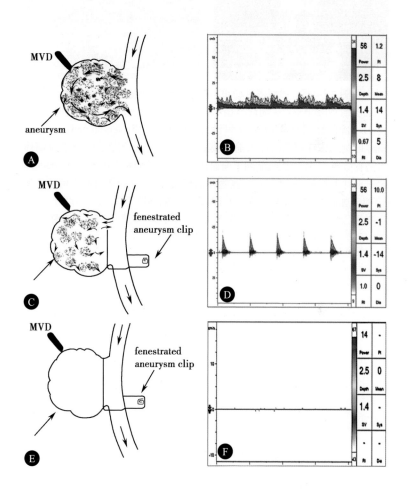

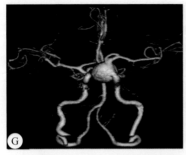 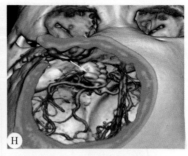

图 12-4-5　微型多普勒超声在颅内动脉瘤夹闭术中的检测

A.动脉瘤（aneurysm）夹闭前，（微型多普勒超声）MVD 探测瘤体内血流模式；B. MVD 检测瘤体内涡流频谱；C.动脉瘤夹闭（fenestrated aneurysm clip）即刻，MVD 探测瘤体内血流模式；D.动脉瘤夹闭后，MVD 探及瘤体内仍有微弱、不连续性收缩期单向血流信号，提示瘤颈夹闭不全；E.增加动脉瘤夹并调整瘤夹位置后，探测瘤体的模式；F.动脉瘤瘤体内血流信号消失（表明动脉瘤夹闭完全）；G.术前 CTA 显示左侧颈内动脉-眼动脉段巨大动脉瘤；H.术后 CTA 显示 5 个动脉瘤夹（箭头），瘤夹远段血管显影良好。

参考文献

［1］张致身. 人脑血管解剖与临床 [M]. 北京：科学技术文献出版社, 2004.

［2］FELTEN D L, JóZEFOWICZ R F. 人体神经解剖彩色图谱 [M]. 崔益群, 译. 北京：人民卫生出版社, 2006.

［3］DIEHM C, NIMURA-ECKERT K. 血管疾病彩色图谱 [M]. 张小明, 译. 北京：人民卫生出版社, 2003.

［4］FANARI Z, ABRAHAM N, HAMMAMI S, et al. High-risk acute coronary syndrome in a patient with coronary subclavian steal syndrome secondary to critical subclavian artery stenosis [J]. Case Rep Cardiol, 2014, 2014: 175235.

［5］HUA Y, JIA L, LI L, et al. Evaluation of severe subclavian artery stenosis by color Doppler flow imaging [J]. Ultrasound Med Biol, 2011, 3: 358-363.

［6］ALI S, RADALDEH M M, SHAIBANI A, et al. Primitive trigeminal artery terminating in the posterior inferior cerebellar artery: case report [J]. Neurosurgery, 2008, 62: 746-748.

［7］李立新. 眼部超声诊断图谱 [M]. 北京：人民卫生出版社, 2013.

［8］陈建梅. 经颅彩色及频谱多普勒超声评价大脑中动脉狭窄支架术血流动力学变化 [D]. 西安：第四军医大学, 2011.

［9］BAUMGARTNER R W, BAUMGARTNER I, MATTLE H P, et al. Transcranial color-code duplex sonography in the evaluation of collateral flow though the circle of Willis [J]. Am J Neuroradiol, 1997, 18: 127-133.

［10］STOLZ E, KAPS M, KERN A, et al. Transcranial color-coded duplex sonography of intracranial veins and sinuses in adults: reference data from 130 volunteers [J]. Stroke, 1999, 30: 1070-1075.

［11］ALEXANDROV A V, SLOAN M A, TEGELER C H, et al. Practice standards for transcranial Doppler (TCD) ultrasound. Part II. Clinical indications and expected outcomes [J]. J Neuroimaging, 2012, 22: 215-224.

[12] RUBIERA M, CAVA L, TSIVGOULIS G, et al. Diagnostic criteria and yield of real-time transcranial Doppler monitoring of intra-arterial reperfusion procedures [J]. Stroke, 2010, 41: 695-699.

[13] VAN DER SCHAAF I C, HORN J, Moll F L, et al. Transcranial Doppler monitoring after carotid endarterectomy [J]. Ann Vasc Surg, 2005, 19: 19-24.

[14] HELIOPOULOS I, PAPAOIAKIM M, TSIVGOULIS G, et al. Common carotid intima media thickness as a marker of clinical severity in patients with symptomatic extracranial carotid artery stenosis [J]. Clin Neurol Neurosurg, 2009, 111: 246-250.

[15] BEEBE H G, SALLES-CUNHA S X, SCISSONS R P, et al. Carotid arterial ultrasound scan imaging: A direct approach to stenosis measurement [J]. J Vasc Surg, 1999, 29: 838-844.

[16] STEIN J H, KORCARZ C E, HURST R T, et al. Use of carotid ultrasound to identify subclinical vascular disease and evaluate cardiovascular disease risk: A consensus statement from the American Society of Echocardiography Carotid Intima-Media Thickness Task Force Endorsed by the Society for Vascular Medicine [J]. J Am Soc Echocardiogr, 2008, 21: 93-111.

[17] ANDREI V, MICHAEL A, LAWRENCE K S, et al. Practice standards for transcranial Doppler ultrasound: Part 1-test performance [J]. J Neuroimaging, 2007, 17: 11-18.

[18] ARKUSZEWSKI M, SWIAT M, HURST R W, et al. Vertebral and basilar arteries: transcranial color-coded Duplex ultrasonography versus conventional TCD in detection of narrowings [J]. Neuroradiol J, 2012, 25: 12-23.

[19] DE RIVA N, BUDOHOSKI K P, SMIELEWSKI P, et al. Transcranial Doppler pulsatility index: what it is and what it isn't [J]. Neurocrit Care, 2012, 17: 58-66.

[20] BEACH K W, BERGELIN R O, LEOTTA D F, et al. Standardized ultrasound evaluation of carotid stenosis for clinical trials: University of Washington Ultrasound Reading Center [J]. Cardiovasc Ultrasound,

2010, 8: 39.

［21］ 饶明俐, 林世和. 脑血管疾病 [M]. 北京: 人民卫生出版社, 2012.

［22］ 华扬, 高山, 吴钢, 等. 经颅多普勒超声操作规范及诊断标准指南 [J]. 中华医学超声杂志 (电了版), 2008, 5 (2): 197-222.

［23］ 邢英琦, 韩珂, 白竹, 等. 经颅多普勒超声脑血流次序改变对 MCA 慢性闭塞的诊断价值 [J]. 中国老年学杂志, 2008, 28 (19): 1906-1909.

［24］ YANG J, HUA Y, LI X, et al. The assessment of diagnostic accuracy for basilar artery stenosis by transcranial color-coded sonography [J]. Ultrasound Med Biol, 2018, 44: 995-1002.

［25］ 周瑛华, 华扬, 刘玉梅, 等. 经颅多普勒超声对颅内段椎动脉狭窄血流动力学的评价标准 [J]. 中国脑血管病杂志, 2015, 12 (8): 397-403.

［26］ 任斌, 段炼. 2012 年烟雾病 (Willis 环自发性闭塞) 诊断治疗指南 (日本) 的解读 [J]. 中国脑血管病杂志, 2014, 11 (1): 6-9.

［27］ 国家卫生计生委脑卒中防治工程委员会. 中国脑卒中血管超声检查指导规范 [J]. 中华医学超声杂志 (电子版), 2015, 12 (8): 599-610.

［28］ HASHIMOTO N, TOMINAGA T, MIYAMOTO S, et al. Guidelines for diagnosis and treatment of moyamoya disease (spontaneous occlusion of the circle of Willis). Neurol Med Chir (Tokyo), 2012, 52 (5): 245-266.

［29］ 吴一娜, 宋超, 赵文元, 等. 烟雾病的研究现状及进展 [J]. 中华脑血管病杂志 (电子版), 2011, 5 (3): 231-239.

［30］ 郭建新, 冒平, 牛刚, 等. 3D-CTA、2D-DSA 及 3D-DSA 对颅内动脉瘤诊断价值的对比研究 [J]. 中国 CT 和 MRI 杂志 , 2011, 9 (5): 21-23.

［31］ 张小征, 莫雪红, 华莎, 等. 经颅多普勒及彩色经颅多普勒超声与 DSA 对烟雾病诊断的比较分析 [J]. 中国临床神经外科杂志, 2011, 16 (4): 207-208.

［32］ LIU W, XU G, YUE X, et al. Hyperintense vessels on FLAIR: a useful non-invasive method for assessing intracerebral collaterals [J]. Eur J Radiol, 2011, 80 (3): 786-791.

［33］ 杨洁, 华扬, 王力力, 等. 经颅多普勒超声及经颅彩色多普勒超声评估基底动脉狭窄的准确性研究 [J]. 中华医学超声杂志 (电子版), 2015, 12 (4): 15-20.

［34］ 刘彬. 超声检查对成人缺血型烟雾病的诊断价值 [D]. 天津 : 天津医科大学, 2013.

［35］惠品晶, 刘曼, 王中, 等. 动脉瘤性蛛网膜下腔出血后脑血管痉挛的脑血流动力学改变 [J]. 中华脑血管病杂志 (电子版), 2011, 45 (5): 454-463.

［36］许百男. 颅内复杂动脉瘤的个性化手术治疗 [J]. 中华神经外科杂志, 2009, 25 (2): 98-99.

［37］BROTTG, HALPERINJL, ABBARAS, et al. 2011ASA/ACCF/AHA/ AANN/AANS/ACR/ASNR/CNS/SAIP/SCAI/SIR/SNIS/SVM/SVS Guideline on the Management of Patients With Extracranial Carotid and Vertebral Artery DiseaseA Report of the American College of Cardiology Foundation/American Heart Association Task Force on Practice Guidelines, and the American Stroke Association, American Association of Neuroscience Nurses, American Association of Neurological Surgeons, American College of Radiology, American Society of Neuroradiology, Congress of Neurological [J]. J Am Coll Cardiol, 2011, 57: 16-94.

［38］North American Symptomatic Carotid Endarterectomy Trial Collaborators. Beneficial effect of carotid endarterectomy in symptomatic patients with high-grade carotid stenosis [J]. N Engl J Med, 1991, 325: 445-453.

［39］European Carotid Surgery Trialists Collaborative Group. Randomised trial of endarterectomy for recently symptomatic carotid stenosis: final results of the MRC European Carotid Surgery Trial (ECST)[J]. Lancet, 1998, 351: 1379-1387.

［40］HOBSON R W, MACKEY W C, ASCHER E, et al. Management of atherosclerotic carotid artery disease: clinical practice guidelines of the Society for Vascular Surgery [J]. J Vasc Surg, 2008, 48: 480-486.

［41］PRABHABRAN S, RUNDEK T, RAMAS R, et al. Carotid plaque surface irregularity predicts ischemic stroke: the northern Manhattan study [J]. Stroke, 2006, 37: 2696-2701.

［42］VIRMANI R, LADICH E R, BURKE A P, et al. Histopathology of carotid atherosclerotic disease [J]. Neurosurgery, 2006, 59: 219-227.

［43］WARDLAW J M, LEWIS S. Carotid stenosis measurement on colour Doppler ultrasound: agreement of ECST, NASCET and CCA methods applied to ultrasound with intra-arterial angiographic stenosis measurement

[J]. Eur J Radiol, 2005, 56: 205-211.

［44］ GRANT E G, BENSON C B, MONETA G L, et al. Carotid artery stenosis: gray-scale and Doppler US diagnosis [J]. Soc Radiol Ultr Cons Confer, 2003, 229: 340-346.

［45］ 华扬, 刘蓓蓓, 凌晨, 等. 超声检查对颈动脉狭窄 50%~69% 和 70%~99% 诊断准确性的评估 [J]. 中国脑血管病杂志, 2006, 3 (5): 211-218.

［46］ KAPSALAKI E Z, LEE G P, ROBINSON J S, et al. The role of intraoperative micro-Doppler ultrasound in verifying proper clip placement in intracranial aneurysm surgery [J]. J Clin Neurosci, 2008, 15: 153-157.

［47］ GOHEL M S, HAMISH M, Harri Jenkins I, et al. Symptomatic late recanalization of an occluded internal carotid artery: a case report and review of the literature [J]. Vasc Endovascular Surg, 2008, 42: 486-488.

［48］ 颜燕红, 惠品晶, 惠国桢, 等. 经颅多普勒联合 CT 灌注成像对单侧颈内动脉重度狭窄或闭塞患者脑血流动力学改变评价 [J]. 中华神经外科杂志, 2013, 29 (6): 603-607.

［49］ ZACHRISSON H, FOULADIUN M, BLOMSTRAND C, et al. Functional assessment of high-grade ICA stenosis with duplex ultrasound and transcranial Doppler [J]. Clin Physiol Funct Imaging, 2012, 32: 241-246.

［50］ AKDEMIR H, OKTEM I S, TUCER B, et al. Intraoperative microvascular Doppler sonography in aneurysm surgery [J]. Minim Invasive Neurosurg, 2006, 49: 312-316.

［51］ YURDAKUL M, TOLA M. Doppler criteria for identifying proximal vertebral artery stenosis of 50% or more [J]. J Ultrasound Med, 2011, 30: 163-168.

［52］ HUA Y, MENG X F, JIA L Y, et al. Color Doppler imaging evaluation of proximal vertebral artery stenosis [J]. Am J Roentgenol, 2009, 193: 1434-1438.

［53］ LABROPOULOS N, NANDIVADA P, BEKELIS K. Prevalence and impact of the subclavian steal syndrome [J]. Ann Surg, 2010, 252: 166-170.

［54］ MICHEL J B, DELBOSC S, HO-TIN-NOE B, et al. From intraplaque hemorrhages to plague vulnerability: biological consequences of intraplaque hemorrhages [J]. J Cardiovasc Med, 2012, 13: 628-634.

［55］ HATSUKAMI T S, ROSS R, POLISSAR N L, et al. Visualization of fibrous cap thickness and rupture in human atherosclerotic carotid plaque in vivo with high-resolution magnetic resonance imaging [J]. Circulation, 2000, 102: 959-964.

［56］ CHEN S P, HU Y P, FAN L H, et al. Bidirectional flow in the vertebral artery is not always indicative of the subclavian steal phenomenon [J]. J Ultrasound Med, 2013, 32: 1945-1950.

［57］ HONISH C, SADANAND V, FLADELAND D, et al. The reliability of ultrasound measurements of carotid stenosis compared to MRA and DSA [J]. Can J Neurol Sci, 2005, 32: 465-471.

［58］ HANELINE M T, ROSNER A L. The etiology of cervical artery dissection [J]. J Chiropr Med, 2007, 6: 110-120.

［59］ HERTZER N R. An updated review of current concepts in the management of carotid stenosis [J]. F1000 Med Rep, 2010, 2: 91.

［60］ MAJID M M, MOHSIN K K, KEVIN D, et al. Symptomatic and asymptomatic carotid artery plaque [J]. Expert Rev Cardiovasc Ther, 2011, 9: 1315-1330.

［61］ STRÖMBERG S, NORDANSTIG A, BENTZEL T, et al. Risk of Early Recurrent Stroke in Symptomatic Carotid Stenosis [J]. Eur J Vasc Endovasc Surg, 2015, 49 (2): 137-144.

［62］ ACHARYA U R, MOOKIAH M R, VINITHA SREE S, et al. Atherosclerotic plaque tissue characterization in 2D ultrasound longitudinal carotid scans for automated classification: a paradigm for stroke risk assessment [J]. Med Biol Eng Comput, 2013, 51: 513-523.

［63］ KRET M R, YOUNG B, MONETA G L, et al. Results of routine shunting and patch closure during carotid endarterectomy [J]. Am J Surg, 2012, 203: 613-617.

［64］ BENNETT K M, SCARBOROUGH J E, COX M W, et al. The impact of intraoperative shunting on early neurologic outcomes after carotid endarterectomy [J]. J Vascu Surg, 2015, 61: 96-102.

［65］ 焦力群, 宋刚, 华扬, 等. 颈动脉内膜切除术治疗颈动脉狭窄极重度狭窄或闭塞患者的可行性和安全性的评估 [J]. 中国脑血管病杂志, 2013, 10 (9): 462-467.

［66］ SAEDON M, SINGER D R, PANG R, et al. Registry report on kinetics of rescue antiplatelet treatment to abolish cerebral microemboli after carotid endarterectomy [J]. Stroke, 2013, 44: 230-233.

［67］ BROWN K, ITUM D S, PREISS J, et al. Carotid artery stenting has increased risk of external carotid artery occlusion compared with carotid endarterectomy [J]. J Vasc Surg, 2015, 61: 119-125.

［68］ HIGASHIMORI A, MORIOKA N, SHIOTANI S, et al. Long-term results of primary stenting for subclavian artery disease [J]. Interventions. 2013, 82: 696-700.

［69］ POTTER B J, PINTO D S. Subclavian steal syndrome [J]. Circulation, 2014, 129: 2320-2323.

［70］ LI Y, CIKLA U, BAGGOTT C, et al. Surgical Treatment of Adult Moyamoya Disease with Combined STA-MCA Bypass and EDAS: Demonstration of Technique in Video Presentation [J]. Turk Neurosurg, 2015, 25: 126-131.

［71］ HUI P J, YAN Y H, ZHANG S M, et al. Intraoperative microvascular Doppler monitoring in intracranial aneurysm surgery [J]. Chin Med J (Engl), 2013, 126: 2424-2429.

［72］ AWANO T, SAKATANI K, YOKOSE N, et al. Intraoperative EC-IC bypass blood flow assessment with indocyanine green angiography in moyamoya and non-moyamoya ischemic stroke [J]. World Neurosurg, 2010, 73: 668-674.

［73］ ZACHARIA B E, HICKMAN Z L, GROBELNY B T, et al. Epidemiology of aneurysmal subarachnoid hemorrhage [J]. Neurosurg Clin N Am, 2010, 21: 221-233.

［74］ SFORZA D M, LÖHNER R, PUTMAN C, et al. Hemodynamic Analysis of Intracranial Aneurysms with Moving Parent Arteries: Basilar Tip Aneurysms [J]. Int J Numer Method Biomed Eng, 2010, 26: 1219-1227.

［75］ ZOERLE T, LOMBARDO A, COLOMBO A, et al. Intracranial pressure after subarachnoid hemorrhage [J]. Crit Care Med, 2015, 43: 168-176.

［76］ ARPER C, CARDULLO P A, WEYMAN A K, et al. Transcranial Doppler ultrasonography of the basilar artery in patients with retrograde vertebral artery flow [J]. J Vasc Surg, 2008, 48: 859-864.

[77] WEBB A, KOLENDA J, MARTIN K, et al. The effect of intraventricular administration of nicardipine on mean cerebral blood flow velocity measured by transcranial Doppler in the treatment of vasospasm following aneurysmal subarachnoid hemorrhage [J]. Neurocrit Care, 2010, 12: 159-164.

[78] TSIVGOULIS G, SHARMA V K, HOOVER S L, et al. Applications and advantages of power motion-mode Doppler in acute posterior circulation cerebral ischemia [J]. Stroke, 2008, 39: 1197-1204.

[79] LINDEGAARD K F, BAKKE S J, GROLIMUND P, et al. Assessment of intracranial hemodynamics in carotid artery disease by transcranial Doppler ultrasound [J]. J Neurosurg, 1985, 63: 890-898.

[80] MURSCH K, BRANSI A, VATTER H, et al. Blood flow velocities in middle cerebral artery branches after subarachnoid hemorrhage [J]. J Neuroimaging, 2000, 10: 157-161.

[81] NAGAI H, MORITAKE K, TAKAYA M. Correlation between transcranial Doppler ultrasonography and regional cerebral blood flow in experimental intracranial hypertension [J]. Stroke, 1997, 28: 603-608.

[82] WIJDICKS E F. The diagnosis of brain death [J]. N Engl J Med, 2001, 344: 1215-1221.

[83] DIOMEDI M, SCACCIATELLI D, MISAGGI G, et al. Increased common carotid artery wall thickness is associated with rapid progression of asymptomatic carotid stenosis [J]. J Neuroimaging, 2014, 24: 473-478.

[84] SLAGER C J, WENTZEL J J, GIJSEN F J, et al. The role of shear stress in the generation of rupture-prone vulnerable plaques [J]. Nat Clin Pract Cardiovasc Med, 2005, 2: 401-407.

[85] HE Y, LI T, YANG C R, et al. Subclavian steal syndrome like appearance resulting from a vertebral artery origin stenosis: a case report [J]. J Neuroimag, 2013, 23: 105-107.

[86] KALARIA V G, JACOB S, IRWIN W, et al. Duplex ultrasonography of vertebral and subclavian arteries [J]. J Am Soc Echocardiogr, 2005, 18: 1107-1111.

[87] MILLON A, MATHEVET J L, BOUSSEL L, et al. High-resolution magnetic resonance imaging of carotid atherosclerosis identifies

vulnerable carotid plaques [J]. J Vasc Surg, 2013, 57: 1046-1051.

［88］ 刘蓓蓓, 华扬, 刘玉梅, 等. 颈动脉粥样硬化斑块二维超声特征与斑块标本一致性研究 [J]. 中华医学超声杂志 (电子版), 2015, 12 (8): 668-674.

［89］ 张白, 惠品晶, 国风, 等. CD40 及 MMPs 在 CEA 斑块中的表达及对斑块稳定性的研究 [J]. 中华神经外科杂志, 2015, 31 (1): 86-89.

［90］ HOMBURG P J, ROZIE S, VAN GILS M J, et al. Association between carotid artery plaque ulceration and plaque composition evaluated with multidetector CT angiography [J]. Stroke, 2011, 42: 367-372.

［91］ SILVA MARQUES J, PINTO F J. The vulnerable plaque: current concepts and future perspectives on coronary morphology, composition and wall stress imaging [J]. Rev Port Cardiol, 2014, 33: 101-110.

［92］ BADIMON L, VILAHUR G. THROMBOSIS formation on atherosclerotic lesions and plaque rupture [J]. J Intern Med, 2014, 276: 618-632.

［93］ 吕琦, 惠品晶, 陈剑华, 等. CDFI 评估颈动脉粥样硬化斑块易损性 [J]. 中风与神经疾病杂志, 2015, 32 (3): 243-247.

［94］ 赵继宗, 王硕, 王永刚, 等. 神经内镜在颅内动脉瘤的外科手术中的应用 [J]. 中华医学杂志, 2004, 84 (10): 11-14.

［95］ 华扬, 杨洁, 贾凌云, 等. 彩色多普勒超声对椎动脉起始段支架术的随访研究 [J]. 中华超声影像学杂志, 2011, 20 (2): 121-125.